この食事で自律神経は整う

日本醫師的
減醣提案

治過敏・降血糖・改善憂鬱症

日本正確分子療法名醫 **溝口徹** 醫師◎著

黃筱涵◎譯

前言

能夠消除焦躁、焦慮、壓力與疲勞的飲食祕密

- 一直感到莫名焦慮
- 經常疲勞、容易累
- 容易焦躁
- 易怒
- 專注力不持久
- 提不起勁

你是否有這些狀況呢？如果符合兩項以上，就可能是自律神經運作失衡了。

自律神經掌管的神經，是我們無法依自身意志控制的部分，也就是造成亢奮的交感神經與鎮靜心情的副交感神經。這兩者平衡地互相配合時，就能夠讓身心維持健康。

要是自律神經運作失衡，就會出現上述的那些症狀。**若放著不管，症狀會逐漸加劇，形成「自律神經失調」，引發反胃、眩暈、站起時頭暈與憂鬱等症狀**。

但是大部分的人都難以有「自律神經失調」的病識感。

事實上，「自律神經失調」也不過就是這些症狀的名稱，與其過度在意，不如想辦法確認自己的自律神經是否正常運作。

心情不好，只能靠自律神經改善

到書店走走，會看見許多試著想控制自己心緒的書籍。

《控制情緒的方法》

《避免發怒的方法》

《提高專注力的方法》

這類書籍多半是試圖透過某種方法，控制自己的情緒。

但是**身為一名醫師**，我可以告訴各位——**這些方式是錯誤的**。更準確地說，我認為有更適合的方法。

想控制自己的心緒與精神狀態，最快的方法就是調整自律神經。更進一步說，「調整自律神經，正是控制自己心緒與精神狀態的必要條件」。如同一開始的說明，自律神經所掌管的神經，是我們無法依自身意志控制的部分。

也就是說，源自於自律神經失調的心緒或精神混亂，只能藉由調整自律神經，從根本解決問題。

自律神經健康時，心靈就不會感到不安，能消除大部分「自己無法掌控的心緒與精神狀態」。

那麼我們該如何調整自律神經呢？

只需一種方法，就能從根本調整自律神經

穩定自律神經平衡的方法五花八門，最常聽到的有休息、泡澡、睡眠、聆聽放鬆的音樂等，大部分論述都主張心緒與精神狀態不佳，是因為造成亢奮的交感神經優先運

作，因此要讓提高鎮靜用的副交感神經處於優位。

但是這些做法無法從根本解決問題，充其量只是對症下藥。這些做法與「焦躁時就喝杯茶放鬆一下」等說法無異，聽到這句話，想必就可看出沒有從根本改善的效果了吧？

我們應該追求的不是對症下藥，而是能夠輕鬆、完全改善的方法。

這種方法就是**改善「飲食」**。

出乎意料的，市面上很少談到自律神經與飲食的關係，這部分會在第1章詳加介紹。我之所以能夠如此肯定，是因為我專攻正確分子療法(Orthomolecular medicine)此種營養療法，已經治療過許多苦於自律神經失調、憂鬱症等心靈疾病的病患。

「想讓自律神經更健康，一定要調整自己的飲食」

只要遵從本書介紹的飲食方法，心靈上的問題就能夠獲得令人訝異的改善。

- 焦躁的情況減輕了
- 不再暴食，肥胖問題也跟著解決
- 能夠掌控自己的情緒
- 焦慮與恐懼的次數減少
- 穩定提高了幹勁與專注力

事實上，許多病患實踐本書介紹的飲食法之後，不只改善了自律神經的狀況，連肥胖、憂鬱都不藥而癒。

人體終究是由吃進的東西組成。

飲食造成的結果不僅會影響體型與健康，還會反映在心靈上。從科學方面驗證飲食與營養素的攝取，會使身心產生什麼樣的變化，正是所謂的營養療法。若本書介紹的飲食法能幫助你整頓自律神經，找回健康的日常生活，我將深感榮幸。

新宿溝口診所院長　溝口徹

目錄

第二章

自律神經健康，血糖值也會穩定

第三章

自律神經健康的人，腸道防護壁也健康

第四章

自律神經健康的人，都攝取了正確的營養素

第五章

今天開始執行！調整自律神經的一〇大習慣

第一章

該怎麼調整自律神經？

意外鮮為人知的「自律神經」

自動控制生命維持的自律神經

在介紹調整自律神經的飲食法前，我們先來聊聊大前提。

那就是「何謂自律神經？」

人體可概分成兩種神經，分別是非自主神經與自主神經。

非自主神經，是指軀體神經這種能夠依自我意識控制的神經，例如：快跌倒時能夠控制肌肉，讓腳往前踏出一步以穩住身體。像這樣即使是瞬間的反射動作，也是透過大腦控制自主神經而達成。

而非自主神經又分成運動神經與感覺神經。

另一方面，自主神經就是無法依自我意識控制的神經，例如：內臟的運作。

舉例來說，正要過馬路時，若有輛高速駕駛的汽車從對向車道衝過來，我們會憑著非自主神經閃避，而恐懼感會帶來心跳加速、口乾舌燥或是手心盜汗等反應。

引起這些反應的是自主神經，也就是自律神經，基本上會自動控制生存與生命維持的相關反應。

自律神經又分成兩種，分別是交感神經與副交感神經。

各位只要簡單記得下面這兩個原則即可：

- **亢奮時運作的是「交感神經」**
- **讓身體休息的是「副交感神經」**

交感神經與亢奮、緊張、壓力等有關，會活絡身體的運作，是拿出幹勁與專注力奮鬥時會優先運作的神經。假設個體遇到生存受到威脅的情況，交感神經就會活化，產生憂慮、焦躁與心悸等多種反應。其他像是瞳孔在突然遇到強光時縮小、看到美食時分泌唾液、血壓降低時血管收縮以提升血壓，以及身體需要更多氧氣時呼吸急促等反應，也都屬於這一類。

副交感神經與休息、放鬆、修復等有關，會讓人體沉靜下來，是讓身體休息與恢復的神經。夜間就寢前的放鬆時間、睡眠等休息時間、呼吸平緩的時候等，副交感神經都會優先運作。

最重要的是，要讓交感神經與副交感神經取得平衡，而這種狀態就稱為「健康的自律神經」。

我們多半是在白天活動，交感神經優先運作的時間很長。一直維持如此狀態時，身體就會變得疲憊，也無法修復損傷。因此人體必須讓副交感神經優先運作，才能夠讓身體轉往修復的方向。

讓這兩種自律神經取得平衡，就能保有健康的身心狀態。

何謂自律神經？

無法依自我意識控制的神經，由交感神經與副交感神經，自動控制與生存、生命維持有關的反應。

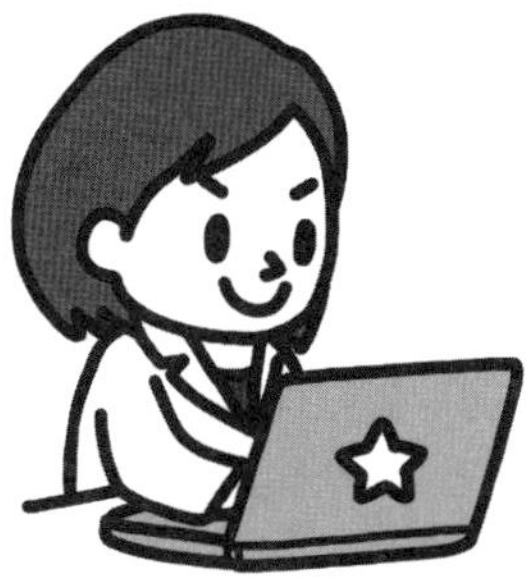

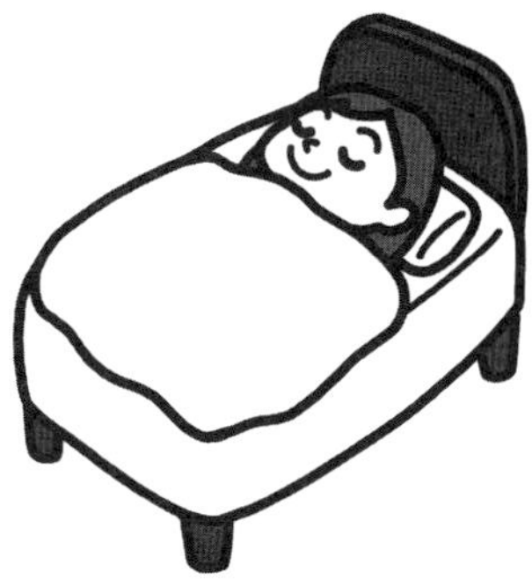

交感神經

· 活動時（工作或運動等）

· 亢奮時

· 承受壓力時

……等情況下會優先運作

副交感神經

· 休息時（睡眠等）

· 放鬆時

……等情況下會優先運作

交感神經與副交感神經取得平衡

॥

健康的自律神經

自律神經運作時不須經過大腦

交感神經與副交感神經的切換，基本上是由自律神經自動執行，不必經過大腦。

舉例來說，身體需要蛋白質的時候，消化管會自行調節成可以吸收更多蛋白質的狀態，這時負責控制的就是消化管的自律神經，並非由大腦下達指令。

或者說，身體已經吸收充足的養分後，腸道的自律神經會做出降低吸收力的判斷，避免更多養分進入體內。

有些人緊張時會腹瀉或便祕，乍看是兩個極端的狀況，但是腸道自律神經受到壓力影響而造成腹瀉或便祕的機制，其實是一樣的。

身體會透過大腦皮質（cerebral cortex）接收到壓力，再對下視丘（hypothalamus）產生影響，造成身體各方面的不適。然而一旦這種作用在特定部位建立起壓力的傳導路徑，日後不必經過大腦的判斷，該部位的自律神經就會自動產生反應。

腸道蠕動是由自律神經所控制，因此身心承受壓力時，馬上會產生腹瀉或便祕。近

17#華細圓+times

年有許多人罹患大腸激躁症（Irritable Bowel Syndrome，IBS），這就是自律神經出現過多反應所引起。

消化系統方面的判斷，就像這樣極度仰賴自律神經的控制，使得飲食內容與自律神經密不可分。

此外免疫也是自律神經的作用之一。免疫系統會為身體排除有害物質，僅接受無害的物質，遭遇有害物質闖入時就會啟動防禦反應，而這一連串免疫作用就等於自律神經的作用。因此自律神經失調時，就容易出現各種與免疫相關的症狀。

自律神經為什麼會失衡？

竟沒人討論飲食不正常

那麼自律神經為什麼會失衡呢？

如前所述，身體承受壓力時會擾亂自律神經，最具代表性的原因如下：

- 長時間勞動或加班等造成的壓力
- 生活不規律
- 環境變化
- 荷爾蒙失調（女性荷爾蒙）

其中影響力最大的就是工作與人際關係造成的壓力。

工作與人際關係的壓力，對身體造成的損傷超乎想像。日本人責任感很重，再加上大環境不景氣，使職場愈來愈追求效率與高度生產力，也就是說，過重的環境壓力會造成心理壓力。

這時最重要的就是休息。只要明確區分工作與私生活，在夜間好好休息並取得良好的睡眠品質即可。但是在電腦與智慧型手機的普及下，隨時隨地都能收發電子郵件，形成了無論在哪都能夠工作的環境，如此一來，工作與私生活之間的界線就愈來愈模糊了。科技帶來的方便，讓過勞與壓力愈來愈嚴重。

目前為止都是一般大眾的認知，在此，我要再加上一條因素——**錯誤的飲食**。目前已知飲食不均衡或有問題時，自律神經的運作就容易失衡，進而帶來心靈上的不適或疾病。這部分將在後面詳細解說。

事實上，來我診所看診在自律神經上有問題的病患中，有不少人都是這方面（飲食）有問題，當然，他們也很容易演變成自律神經失調（詳情將於下一項解說）。

這邊將擾亂自律神經的原因，簡單分類成下列三項：

- 飲食以醣質為主
- 飲食擾亂了腸內環境
- 營養素攝取不足的飲食

飲食習慣具備這三項條件時，自律神經的運作就會變得不安定，容易失調。因此下一章將一一解說調整自律神經的飲食方式。

反過來說，自律神經失調的人只要改善飲食習慣，就能夠在調整自律神經之餘，解決許多心靈方面的問題。

自律神經紊亂而出現症狀時，就算上醫院也可能找不出原因，但因為有焦躁、焦慮、恐慌或倦怠感等症狀，只能服用抗憂鬱或抗焦慮藥物。

「雖然能夠減輕症狀，但是每天飯後都得吞下多達十顆的藥物。」

這麼做是沒有意義的。像這樣不依賴藥物自律神經就無法正常運作的狀態，稱不上是「健康的自律神經」。

我的診所在治療憂鬱症與自律神經失調等心靈方面的問題時，不會使用藥物，而是以營養療法（正確分子療法）為主。只要改善飲食，再藉由營養食品補充必需營養素，就能有明顯的改善。

何謂自律神經失調？

自律神經失調不是疾病

在說明怎麼吃會造成問題、如何吃比較好之前，請容我先談談何謂自律神經失調。
自律神經長時間失衡的狀態，就是「自律神經失調」，一般所說的自律神經失調有下列這些症狀：

- 突然心悸
- 無故眩暈、起身時頭暈或眼前一片黑暗
- 反胃、頭痛

- 提不起勁
- 難以專注
- 莫名感到焦慮或恐慌
- 情緒不穩定
- 被害妄想
- 憂鬱症狀

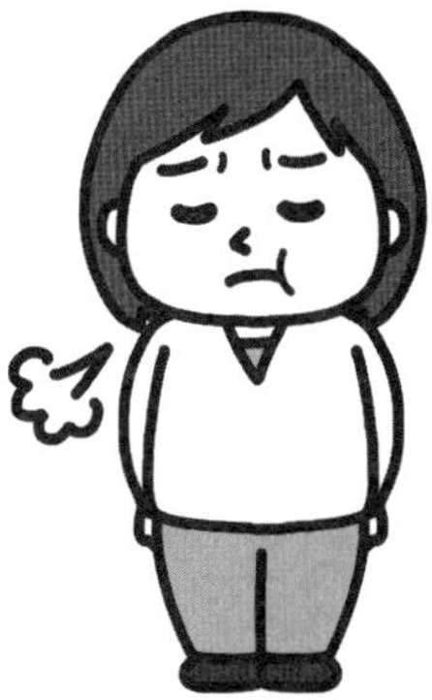

諸如此類的情況有時會反映在肉體上，有時也會反映在心靈上。

但是追根究柢，自律神經失調其實不是病，只是一種症狀。

國際疾病分類標準ＩＣＤ-10未將自律神經失調視為特定疾病，也沒有正式的英文名稱。

日本身心醫學會（Japanese Society of Psychosomatic Medicine）對自律神經失調的暫定定義如下：

「有自律神經方面的主觀自覺症狀，但無法判斷病因，經臨床檢查未發現有器質性

病變，且無顯著精神障礙。」

乍看之下敘述得很抽象，但是理解自律神經的作用後，就會發現「自律神經失調」是相當傳神的名稱，代表著自律神經未正常發揮功能的狀態。

這裡的「未確認病因（unidentified complaint）」是指出現頭痛、倦怠、心悸、焦躁、無法消除疲勞等自訴症狀，在醫院卻檢查不出有什麼異常。這時會使用的診斷名稱之一，就是自律神經失調。

請注意，這是「診斷名稱（表示症狀的名稱）」而非病名。

自律神經失調最麻煩的地方在於，跑遍各大醫院做盡檢查，結果都是「沒問題」。因此不少人會乾脆自己當醫生，自我治療，甚至不當使用市面上的成藥。

醫師不熟悉這類狀況時，也會立刻建議病患求助身心科或精神科，結果隨隨便便就開立抗憂鬱藥物或抗焦慮藥物等不適當的處方。

此外，自律神經失調的另一大問題，就是很難獲得周遭人的體諒，使病患承受更大的壓力。

交感神經優先運作時會造成許多症狀

大部分被診斷為自律神經失調的病患，都長時間處於交感神經優先運作的狀態。

請各位想像前有敵人、後無退路這種遭遇生存威脅的情況，這時會口乾舌燥、心跳加快、全身肌肉緊繃，心裡當然也會感到焦慮。接下來的症狀因個性而異，有人會出現攻擊傾向，有些人則會馬上放棄並哭出來。

就算反應各有不同，追根究柢都源自於交感神經的作用。

現代社會雖然沒有這種「敵人」來襲的危險，但若是將「敵人」轉換成「外來壓力」，就會知道我們在生活中其實很常遭受襲擊。

遇到來自主管的壓力、家庭失和、長時間工作、權力騷擾等對生存造成威脅的狀況時，交感神經會自動做出反應，對人體造成很大的負擔，這正是自律神經失調的源頭。

自律神經失調卻放著不管時，有可能會演變成憂鬱症。

有敵人來襲時就必須迎戰，身體也會分泌出腎上腺素等荷爾蒙。自律神經失調時，身體就會在生活中不斷分泌這些亢奮時的荷爾蒙。如此一來，遇到必須奮鬥或必須專注的場面時，反而沒辦法分泌出充足的荷爾蒙，進而造成憂鬱症狀。

有些人可以透過酒精消除自律神經緊張，可是卻從自律神經失調演變成酗酒。

調整自律神經的「神經傳導物質」

調節自律神經的機制是？

自律神經的運作與荷爾蒙息息相關，各位可以這麼理解——我們必須透過荷爾蒙調節自律神經。

荷爾蒙指的是在某種場所產生，再於另一個場所發揮作用的物質。以促腎上腺皮質素（adrenocorticotropic hormone，ACTH）為例，這種荷爾蒙會透過腦下垂體製造的血液流動，並對腎上腺造成刺激。

但是除此之外，腦部也會製造出在腦部產生作用的物質，腸道也會產出在腸內運作的神經傳導物質（荷爾蒙）。這些物質雖然脫離了狹義定義的荷爾蒙，仍會發揮如荷爾蒙的作用，因此分別被稱為「腦內荷爾蒙」「腸內荷爾蒙」等，而腦內荷爾蒙幾乎都是於亢奮時運作的神經傳導物質：

- 去甲基腎上腺素（noradrenaline）
- 多巴胺（dopamine）
- 乙醯膽鹼（Acetylcholine）
- 麩胺酸（glutamic acid）

人類屬於動物，體內備有大量促進亢奮的荷爾蒙，以便隨時應付敵人襲擊。

另一方面，有種專門抑制這類荷爾蒙的物質叫做ＧＡＢＡ（γ-氨基丁酸，γ-Aminobutyric），而體內也幾乎只靠ＧＡＢＡ在抑制。ＧＡＢＡ約占腦神經細胞的三〇%，能幫助亢奮的大腦沉靜下來。如果有更多抑制物質會更好，但是為了能夠在自然界生存，這種平衡是應付危險的最佳比例。

神經傳導物質的平衡

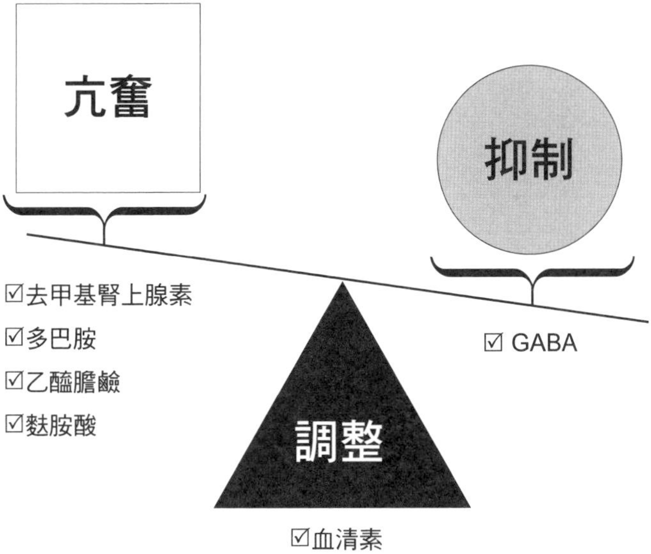

日常生活中拚命使用亢奮型的腦內荷爾蒙時，
亢奮與抑制容易失衡。

必須維持三種神經傳導物質的平衡

此外還有種物質叫做「血清素（serotonin）」，能夠調節亢奮與抑制。憂鬱症的原因之一，就是血清素調節不良，因此抗憂鬱藥物通常都是控制血清素的藥物。

但是人體本身的機制，很容易處在一直消耗亢奮型腦內荷爾蒙的狀態，如此一來就會引發亢奮與抑制之間的調節失常，進而造成自律神經失調。

荷爾蒙的根源是蛋白質

製造荷爾蒙的材料，基本上全都源自於食物。

麩胺酸、多巴胺與GABA等神經傳導物質，追根究柢是由蛋白質製成的，而人體就是從食物中攝取蛋白質。

蛋白質進入大腦後，會經過數個階段才轉化成腦內荷爾蒙。轉化過程中需要搭配相關酵素，以及讓酵素得以運作的營養素。

我們以抑制型的腦內荷爾蒙GABA為例，來談談製造的過程吧。

首先要看的是蛋白質成分「麩胺」，麩胺會在「菸鹼酸（維生素B_3，nicotinic

acid）」的作用下轉化成「麩胺酸」，進而產生記憶力與專注力。

接著麩胺酸會在脫羧酵素（Carboxylase）的作用下，轉變成「GABA」，但是若少了維生素B_6，脫羧酵素就無法運作。而肉類與魚肉中都富含菸鹼酸與維生素B_6。

也就是說，蛋白質不僅是製造腦內荷爾蒙的材料，在轉化過程中也能發揮作用。

此外，能製造出產生滿足感與幸福的多巴胺、提升專注力的去甲腎上腺素、調整憂鬱症狀的血清素，以及調節睡眠的褪黑激素（Melatonin）等，都需要蛋白質。

不攝取肉類與魚肉的素食主義者，精神方面較容易不安定，或許是因為腦內荷爾蒙的材料——蛋白質攝取不足所致。

因此想治療（避免）自律神經失調時，補充足夠的蛋白質可以說是基本中的基本。

此外，**生產多巴胺與去甲腎上腺素等所必需的營養素之一**，則是第4章將詳述的**「鐵質」**。

很多人出現注意力不集中、提不起勁、幸福感降低、失眠等症狀時，會考慮求助身心科或精神科，但是最根本的原因，可能是缺鐵而造成腦內荷爾蒙不足。

尤其女性除了有生理期，有些人會為了減肥而抑制肉類與魚類的攝取，因此缺鐵的機率非常高。所以發現自己有精神方面的症狀時，第一步要做的就是多吃點肉類補充鐵質，並非服用抗憂鬱藥物。

但光吃肉無法攝取充足的營養，遲遲不見改善。這時就必須找出自己缺乏哪些必需營養素，透過健康食品等加強。

而這就是我專攻的營養療法——正確分子療法。

何謂正確分子療法？

藉由正確飲食攝取營養的療法

正確分子療法與一般說的「營養療法（medical diet）」不同，營養療法是調整進食量與食物比例，以控制高血壓或糖尿病等疾病。

而**正確分子療法簡單來說就是，藉飲食與健康食品補充營養素，藉此改善憂鬱症、自律神經失調、未確認病因與恐慌症（Panic disorder）等身心方面的不適**。這種思維的基本概念是，認為身心不適可能源自於營養素不足，因此會請病患食用適量、適當的食物，透過攝取均衡的營養素，幫助細胞恢復健康、充滿活力。

事實上WHO（世界衛生組織）制定治療「未確認病因」的第一步，就是必須明確診斷出「並非疾病」。缺乏維生素與必需營養素（先進國家也會發生）就是未確認病因的原因，所以必須依此告誡病患。

也就是說，連WHO這個等級的組織，都將營養攝取失衡視為未確認病因＝自律神經失調。但實際上，醫療界專家卻往往不會指出這點，連教學醫院的名醫都會表示：「放棄吧。」「這是錯覺。」

接下來會稍微介紹正確分子療法的機制，請各位耐心看下去。

研究營養素缺乏的賀弗博士

正確分子療法最早是用於治療精神疾病，目前已經是憂鬱症、恐慌症與思覺失調症（Schizophrenia）等的正式療法。

近年除了這些精神疾病，連過敏等慢性疾病也開始著眼於改善營養的攝取。

正確分子療法緣起於一九六〇年代。

當時有種叫做「糙皮病（Pellagra）」的疾病在美國南部蔓延，病患除了皮膚會變得破爛粗糙，嚴重時還會產生妄想與幻覺等。由於糙皮病病患中，很多人都大量食用以玉蜀黍粉製成的麵包，因此專家判斷是營養攝取不均造成的，並發現主因是缺乏菸鹼酸（當時稱為維生素B_3）。

接著談談精神科領域，當時將主要症狀為妄想與產生幻覺的思覺失調症，視為原因不明的疾病，罹患後就會遭強制住院。但是專門研究維生素的學者亞伯罕・賀弗（Abram Hoffer），將矛頭指向了菸鹼酸（維生素B_3）。

賀弗假設缺乏菸鹼酸與重大精神疾病（現在的思覺失調症）之間有關連性，因此原本是營養學家的他決定再度回到醫學院深造，以精神科醫師的身分重新出發。

結果賀弗依實驗結果發表了這項報告——大量攝取菸鹼酸有助改善思覺失調症。

與此同時，名為「重鎮定劑（Major Tranquilizer）」的強力抗精神疾病藥物問世。重鎮定劑現在依然在使用，也確實能夠改善幻覺與妄想症狀，但是過強的藥效卻帶來喪失情感表現的副作用。儘管如此，對當時只能強制住院的思覺失調症來說，重鎮定劑就成了眾所矚目的救星，欲販售此藥的製藥公司也隻手遮天，讓賀弗偉大的研究成果——菸鹼酸療法不見天日。

近年開始受到矚目的營養療法

但是仍有人對賀弗的研究很感興趣。

其中最有名的就是萊納斯．鮑林（Linus Carl Pauling）博士。鮑林藉由體內酵素相關的新化學結合論，在一九四五年榮獲諾貝爾化學獎，並於一九六二年因反核武運動獲得諾貝爾和平獎。

後來鮑林又投入維生素治療的研究，並強烈主張維生素C的功效。但是鮑林是位化學家，既不是醫師也不是營養學家，因此他的主張受到了專家們的抨擊。

在這段過程中，鮑林注意到了賀弗「腦內必需營養素失衡會導致精神症狀」的研究，接著兩人便決定共同研究。

但是正確分子療法並沒這麼容易普及化，頂多是有興趣的醫師投入研究而已，兩人寫出的論文根本沒有知名醫學雜誌願意刊登。世間認為鮑林是門外漢，且賀弗不用藥物、只靠營養素治療精神症狀的療法太匪夷所思，對此有強烈反彈。

一直到二〇〇五年，世界才願意正視兩人的研究。美國的知名醫學雜誌發表了一篇論文，認為高濃度維生素C有助消滅癌細胞。

不用說，建構這分理論基礎的正是鮑林，因此這分論文的參考文獻中，滿滿都是鮑林的名字。正確分子療法也終於因此廣為人知。

營養不足造成的疾病並不罕見

糙皮病有個有趣的歷史，這邊稍微來談一下。

二〇世紀前半期，美國南部有非常多黑人罹患糙皮病，且數量有增無減，因此釀成了對政府嚴正抗爭的大問題。

當時認為糙皮病是種地方性流行病，只在特定地區發生。由於病患人數實在太多，因此也推測是種傳染病。

著手調查糙皮病原因的，是曾挖掘出多種病因的公共衛生局醫務官約瑟夫・古德伯格（Joseph Goldberger）。他翻遍當時所有醫學書與論文，仍找不到任何糙皮病的相關線索，但是卻注意到了某件事情。

不知為何，醫護人員都不會罹患糙皮病。

如果是傳染病，醫護人員遭醫院患者傳染的機率相當高，但是沒有醫護人員染病，所以顯然不是傳染病。

接著再探究飲食，發現醫護人員會食用肉類、起司等蛋白質豐富的食物，貧窮的黑人與住院病患卻只吃玉米。所以古德伯格開始懷疑，這種病是缺乏某種營養素造成的。

但是他身邊的人卻不相信這個理論，因此他與妻子便喝下了病患的鼻水，以證明這不是傳染病。此外也讓病患食用肉類與起司，病情果然迅速獲得改善。

營養失調造成的疾病歷史中，發生了許多像這樣的軼事。例如：甲午戰爭時有許多士兵只食用白米，結果缺乏維生素B_1使大量士兵死於腳氣病。

缺乏菸鹼酸所造成的糙皮病，精神上症狀與思覺失調症相似，因此賀弗經過多番研究才確立了菸鹼酸療法。現在也透過最尖端科技的研究，逐步證實了賀弗的見解。

下一章起，我們要開始介紹調整自律神經的飲食與必需營養素。

如前所述，擾亂自律神經的飲食有三大條件：

- **飲食以醣質為主**
- **飲食擾亂了腸內環境**
- **營養素攝取不足的飲食**

接下來就要一一破解，介紹調整自律神經的飲食方法。

第二章

自律神經健康，血糖值也會穩定

醣質的祕密

醣質是擾亂自律神經的一大原因

不用特別強調也知道，醣質是人體重要能源之一，在大腦、肌肉與內臟都發揮有重要的功能。提到醣質或許會有人聯想到砂糖，但是醣質的種類五花八門，主要可以分成下列三種：

「單醣質」……葡萄糖、果糖
「雙醣質」……蔗糖（砂糖）、麥芽糖、乳糖
「多醣質」……澱粉（薯類、穀類、豆類等）

醣質有像單醣質與雙醣質這種有甜味的類型，也有像多醣質這種無甜味的。日本人的主食——白米與麵包這些碳水化合物，就含有大量的醣質。近年限醣減肥法相當風行，很多人都認為「醣質＝碳水化合物」，但這其實是誤解。碳水化合物是由醣質與膳食纖維所組成。

那麼接下來要進入正題。首先讓我們來看看自律神經失衡，與醣質之間的關係。

姑且不論是否為自律神經失調，相信很多人都有以下的煩惱：

「遇到一點小困擾就感到焦慮」

「容易疲憊」

「經常焦慮」

在這些人中，不少人發現精神狀態莫名變差時，只要吃點甜食心情就會恢復了。我的病患中也有人稍微感到焦慮、緊張時，就去速食餐廳點一杯奶昔，讓心情迅速恢復。

為什麼甜品能夠讓心情安定呢？

這是因為**血糖值急遽上升的關係**。但是反覆藉食物與飲品提高血糖值，會讓自律神經失衡的狀態變得更嚴重。

血糖值是指血液中的葡萄糖濃度，如前所述，葡萄糖是人體能量來源之一，米飯、麵包與穀物等的醣質都含有葡萄糖。吃進這些食物後，消化酵素會幫助身體吸收分解出來的葡萄糖，透過血液供全身使用。此外，血糖值不僅表示血液中的葡萄糖濃度，在血液檢查中也是診斷糖尿病等疾病的重要數據。

吃下含有醣質的食物後，血糖值就會上升。血糖值上升後，胰臟就會分泌出荷爾蒙——胰島素以降低血糖值。血糖值通常會在吃飽後一個小時上升到最高點，兩三個小時後會緩慢降低至空腹時的程度，接著就會維持一定的量。

相反的，要是血糖值比空腹時還低，身體就會分泌出皮質醇、腎上腺素與去甲基腎上腺素等荷爾蒙，利用胺基酸等從肝臟裡製造葡萄糖。

也就是說，**身體本身就具備穩定血糖值的功能**。

血糖值安定時，有充足的葡萄糖可以供給大腦，換句話說，心靈處在平穩狀態。

但是血糖值忽高忽低時，身體就會呈現在經常過度分泌胰島素與腎上腺素等荷爾蒙的狀態。

如此一來，原本視情況才會分泌出的荷爾蒙會逐漸被消耗殆盡，功能也會跟著降低。這種狀況造成的血糖值不安定會擾亂自律神經，嚴重時會讓精神狀態跟著不安定。

醣質擾亂自律神經的機制

回到原本的話題，渴望吃甜食或吃了甜食就會心情平靜，其實是處於血糖值變動過大、不安定的狀態。各位或許認為「低血糖症」是血糖過低的疾病，但其實這種疾病代表身體因血糖值變動過大，所以出現血糖調節障礙。

這種情況下，身體會在血糖值急遽下降時出狀況，必須提升血糖值才能恢復平靜。

但是很多人就算不處於低血糖狀態，仍會頻繁食用巧克力、甜點或碳水化合物等，藉此維持血糖值的平衡。雖然這種狀態不等於「自律神經不健康」，但是這種飲食習慣卻是自律神經剛開始失衡時的常見症狀。

事實上，我認為這種醣質攝取法，正是擾亂自律神經的一大原因。

醣質擾亂自律神經的機制如下：

①攝取醣質

←②血糖值提升

←③分泌胰島素以降低血糖值（＋合成脂肪）

←④血糖值過低對身體造成危險，開始藉腦內荷爾蒙提升血糖值

←⑤演變成分泌過多腦內荷爾蒙

順道一提，雖然有很多荷爾蒙可以提升血糖值，但只有胰島素能降低血糖值。而且**胰島素其實不是專門用來降低血糖值的荷爾蒙，是合成脂肪的荷爾蒙。**這是人類自遠古

醣質擾亂自律神經的過程

攝取醣質

↓

血糖值提升

↓

分泌胰島素以降低血糖值

↓

血糖值過低會對身體造成危險，
因此開始藉腦內荷爾蒙提升血糖值

↓

演變成分泌過多腦內荷爾蒙的體質

醣質就這樣擾亂了自律神經

以來的身體機制，當時偶爾攝取到充足的醣質時，身體就會趕快合成出脂肪以撐過下一次飢餓，這時派上用場的就是胰島素。

而且人體其實不適合一天攝取三次醣質（碳水化合物）的飲食方式，因此這麼做可能會引發許多身體狀況。

糖尿病患者容易併發憂鬱症

血糖值會急遽上升至形成**「血糖值尖峰（blood sugar spike）」**的人要特別留意。Spike是「尖物」的意思，因為這種數值急遽上升時會形成尖銳的釘狀，所以命名為尖鋒。一般來說，飯後的血糖值達到一四〇mg／dℓ以上就稱為「血糖值尖峰」，這種現象不只出現在糖尿病患者身上，許多在健康檢查中沒異狀的人也會有這種狀況。

順道一提，糖尿病患者併發憂鬱症的機率達一般人的兩倍以上，憂鬱症的程度還會隨著糖尿病的程度加劇。

因此日本糖尿病學會呼籲糖尿病患者，在尚未出現憂鬱症狀時先求助精神科，以及早發現。

但是這並非根治型的治療。既然血糖值的變動是引發憂鬱症的一大原因，就應優先控制血糖值。

此外也要同時補充蛋白質、必要維生素與鐵質等礦物質，從非藥物的自然方法幫助將身體打造成能預防憂鬱症。

然而現實是糖尿病必須限制熱量、腎臟病必須限制蛋白質，這種傳統的刻板印象仍難以改正。

美國糖尿病學會已經將限醣飲食視為一種療法，因此日本糖尿病協會也逐漸接受這種觀念，雖然日本當前社會難以一下子就改變思維，但是未來的變革仍值得期待。

穩定血糖值的飲食方法

限醣飲食能夠調整自律神經

血糖值的安定對調整自律神經來說，是很重要的關鍵。

血糖值反覆急遽升降時，會造成精神上的不安定，進而直接導致自律神經紊亂。

那麼該怎麼吃才能夠讓血糖值穩定呢？

最簡明扼要的方法就是**「限醣」**。

在身體能量來源的三大營養素——蛋白質、醣質與脂質中，挑出醣質加以限制或控制攝取量。

首先持續兩週左右的限醣飲食生活，減少白米、麵包與麵食等攝取量，血糖值就能夠穩定下來。血糖值在限醣飲食下不會極端上漲，所以也不會極端下降，因此整體狀態很穩定，不需要擔心身體持續分泌不必要的荷爾蒙。

如前所述，避免血糖值急遽上升是穩定自律神經時的重要關鍵，但是含醣量高的飲食方式會大幅提升血糖值。雖然醣質是人體能量來源之一，但是以現代日本的飲食習慣來說，不管怎麼控制都會攝取到大量醣質。

去超市或便利商店時，會看到食品／食材區上擺放的食物，幾乎都是含醣量很高的碳水化合物。

飯糰、便當、蓋飯、麵包、甜點、清涼飲料、零食、巧克力等，想要找到含醣量低的食物很困難。

就連蔬菜汁的含醣量也很高。雖然近年市面上出現零熱量果汁，但是仔細觀察包裝背面的成分表，會發現含醣量多到令人吃驚。

至於外食，日本人的外食幾乎是碳水化合物的天下，雖然種類五花八門，但是舉凡拉麵、義大利麵、定食、烏龍麵、蕎麥麵、牛肉蓋飯、天婦羅蓋飯等，都搭配了白飯或麵類當主食。

因此**現代日本人在正常用餐的情況下，勢必會陷入醣質攝取量過多的狀態**。高含醣量的飲食不僅會擾亂自律神經，還會引發肥胖、糖尿病與憂鬱症等疾病。

限醣飲食的優點

前面一直在強調，限制醣質攝取量有很多好處，而且影響範圍廣泛，這裡簡單整理如下：

- 自律神經較易正常運作
- 飯後不容易想睡覺
- 瘦身
- 提升專注力

- 減緩老化速度
- 降低罹患糖尿病及憂鬱症等機率

取代醣質的飲食

要減少碳水化合物的攝取量，飲食習慣就得大翻轉。各位或許會這麼想：

「那我該吃什麼才好？」

「這樣就沒東西可以吃了。」

不用擔心，**適合代替醣質的，正是蛋白質**。

如前所述，現代日本人在正常用餐的情況下，會吃入過多的碳水化合物。

從人類史來看，遠古人類大部分飲食都是以蛋白質與脂質為主。

據說人類是約四百萬年前出現在地球上的，當時會獵捕鹿或野豬、到海裡捕魚食用，當然有時也會食用果實等，但是比例非常低，主要吃的還是狩獵到的肉類與魚肉。

這樣的生活一直維持到農耕社會開始之前。人類約一萬年前進入農耕社會，在這之前有約三九九萬年間都以肉類、魚肉為主，持續著不攝取醣質的飲食習慣。

因此反過來說，現代人有蛋白質攝取量不足的問題。我們已經不需要那麼多醣質了，所以就用蛋白質取代吧。簡單來說就是：

「大量食用肉類與魚肉。」

動物性蛋白質與植物性蛋白質，哪個比較好？

蛋白質分成動物性與植物性，因此不吃肉類與魚肉也攝取得到。

〈動物性蛋白質〉

- 雞肉、豬肉、牛肉
- 魚肉與牡蠣等海鮮
- 雞蛋、起司等乳製品

〈植物性蛋白質〉

- 黃豆、毛豆等豆類
- 胡桃等堅果類

那麼動物性蛋白質與植物性蛋白質，哪一個比較好呢？

答案是**「動物性蛋白質比較好」**。

乍看之下植物性蛋白質比較安全健康，但這都是受到電視廣告的影響，才讓人有強烈的刻板印象，認為「植物性比動物性健康」。

但是**「植物性蛋白質比較健康」**不過是種迷思。

植物性蛋白質也是蛋白質的一種，雖然吃了沒有壞處，但我還是推薦動物性蛋白質。

我推薦動物性蛋白質的理由很簡單，這邊概括成下列三點。

第一點，**較易於攝取必要的量**。

第二點，**富含必需胺基酸、維生素與礦物質**。

第三點，**人類也是動物，身體較易於活用動物性蛋白質**。

接下來將逐點說明。

相較於植物性蛋白質，動物性蛋白質能夠輕易攝取到一定的量。舉例來說，若要藉由胡桃或黃豆等攝取到足量的蛋白質，必須吃很多才行，但是這種食物不僅吃了沒有滿足感，也難以吃下很多。

以肉類來說，只要吃下三〇〇公克就能達標。就算沒辦法天天吃牛排，只要早中晚各準備一道肉類、魚肉或蛋類料理，就能攝取足量的蛋白質。

也就是說，若選擇動物性蛋白質，能夠輕鬆符合需求又享有滿足感。

第二點與第三點可一起理解。

攝取像紅肉的牛肉、肝臟、鮪魚等動物性蛋白質的同時，還能夠同時吃進鐵、鋅等礦物質，攝取維生素B群等豐富的營養素。

從食物中攝取的鐵質分成「血基質鐵（heme iron）」與「非血基質鐵（non-heme iron）」，從動物性蛋白質吃到的是血基質鐵，植物性則是非血基質鐵。第四章也將詳加介紹——人類容易缺乏鐵質，尤其女性採用現代飲食習慣時，不管多麼努力都無法攝取足量。

但也不能因此只要聽到含鐵質就囫圇吞棗，必須重視鐵質的吸收率。**而吸收率較高的，就是從動物性蛋白質攝取到的血基質鐵**。

不只是鐵質，連維生素B群也是動物性蛋白質的含量比較多。如第一章介紹過的，想要製造出血清素與GABA等神經傳導物質，就必須搭配菸鹼酸等維生素B群。

也就是說，想要擁有健康的自律神經，除了以限醣飲食維持穩定的血糖值，也必須攝取充足的動物性蛋白質。

限醣飲食還能延長平均壽命？

以前日本社會曾重視過「新型營養失調」的問題，其中一項定義就是血液中白蛋白（albumen）不足，也就是蛋白質的不足。

不同年齡層、經濟狀況的人都很常發生新型營養失調，尤以重視健康的人特別容易有這種問題。新型營養失調會造成五花八門的症狀，包括貧血、腦出血、肺炎、骨折，或是肺結核等傳染病與骨質疏鬆症等。

秋田縣大仙市意識到這個問題，便由地方政府介入市民的飲食習慣。大仙市在健康方面的名聲一直都很差，不僅腦梗塞案例多，平均壽命也很短，因此政府才會以實際行動進行改善。

政府針對一千名六十五歲以上市民，提供了食材清單給民眾勾選，以確保每天都有吃到一〇種食材。為了避免麻煩，只要有吃肉鬆就可以勾選肉類、吃一片海苔則可以勾選海藻。

這分食材清單是以男性一天攝取六〇公克蛋白質，女性一天攝取五〇公克的標準去設計。但是這個分量的蛋白質等於三〇〇公克的肉或是三四片魚肉，若換算成雞蛋，就要吃掉一〇顆，根本不可能每天持續，所以鼓勵民眾一天食用一〇種食材。

這個追蹤調查長達一四年，後來發現市民健康檢查出的白蛋白含量明顯提升了。此外，市民開始多吃肉類與雞蛋等之後，或許是因為脂質攝取量增多了，不僅動脈硬化的狀況有所改善，連平均壽命也追上日本全國平均數值。

一般認為，食用過多肉類與雞蛋等，會導致膽固醇與中性脂肪增加，但是實際上並沒有明顯的影響。這場追蹤調查也讓人開始重新看待「營養均衡的飲食」。

真正顧及健康的均衡飲食，必須從豐富的食材中攝取充足的蛋白質，當然這也有助於調整自律神經。日本厚生勞動省（相當於中華民國衛生福利部）也從二〇一五年度開始，在國民營養指導中建議民眾多攝取蛋白質。

人腦只需要酮體就足以運作

「限醣有風險」是謊言

聽到我這麼說後，各位或許會不安地想問：

「不會造成營養不均衡嗎？」

「不會對身體造成負擔嗎？」

「這麼做容易變胖吧？」

但是請不用擔心，**人體本來就幾乎不需要醣質**。

雖然醣質為人類能量來源的「三大營養素」，卻不是必需營養素。

各位或許聽過這樣的說法，「醣質是腦部能量的來源」「吃甜食促進腦部活動」，但這其實是二〇世紀的迷信。

確實，大腦經過長時間工作或學習後，就會開始渴望甜食，但是更精準一點來說，其實是需要能夠保持專注力的血清素與去甲基腎上腺素，所以需要攝取醣質以分泌出這些荷爾蒙。

這時吃點巧克力等補充醣質後，身體就會分泌出血清素，讓頭腦變得清爽。**疲憊時的大腦確實很需要補充能量，但是這時該登場的不是醣質**。不僅如此，若仰賴血糖值促進腦內荷爾蒙分泌，容易引發糖上癮或低血糖症，使血糖值容易變得不穩定、自律神經容易失衡，反而會對身體造成負擔。

至今咸認葡萄糖是大腦與人體必需的能量來源，但如今已得知，若體內醣質不足，可製造出替代的能量來源，那就是接下來要介紹的酮體。

腦細胞能夠藉由酮體運作

體內醣質不夠時會開始燃燒脂肪當作身體能量來源，這時肝臟製造出的就是酮體。酮體是丙酮、乙醯乙酸（acetoacetic acid）與β-羥基丁酸（β-Hydroxybutyrate）的統稱，其中主要成分是β-羥基丁酸與乙醯乙酸。

脂肪細胞中組成三酸甘油酯這種脂質的脂肪酸，會被肝臟代謝掉再製造出這三種主成分，使酮體變成血液的能量來源。

酮體最厲害的地方在於是水溶性，光這點就與一般脂肪酸不同。酮體能夠輕易溶解於血液中，並輕易通過細胞膜與血腦障壁，因此能夠運輸到心臟、腎臟與肌肉等全身組織與器官。再進一步提高血液中的酮體濃度時，甚至能夠成為大腦能源。

也就是說，只要維持以蛋白質與脂質為主的飲食習慣，就能將原本仰賴醣質的大腦，切換成靠酮體就能順利運作的狀態。

若以限醣飲食為主，想吃醣質的慾望會逐漸消失，血糖值就不會在非必要時升降，自律神經的運作也會變得正常。

腹中胎兒的營養來源也是酮體

保持雞蛋的溫暖就能夠孵出小雞，孕育小雞的雞蛋含有蛋白質與膽固醇，卻幾乎沒有醣質。

這代表什麼意思呢？

那就是「生命原本就不需要醣質」。一般人可能會這麼認為——人類畢竟與雞不同，胎兒會從母親的胎盤獲得葡萄糖，再將其轉換成能源成長。

但是也有人提出反駁。

《酮體救人類》（ケトン体が人類を救う，光文社新書刊）的作者，是與我私交甚篤的宗田哲男醫師。宗田醫師本身患有糖尿病，在限醣飲食中以吃肉類為主，結果病情獲得了顯著的改善。

宗田醫師本身為婦產科醫師，遇過許多苦於控制血糖值的孕婦，認為自己必須想辦法改善妊娠糖尿病的問題，因而開始研究這門學問。

某天他浮現了這樣的疑問：「胎兒是用什麼製造能量來源？」於是宗田醫師取得患者同意後，測量了生產時臍帶血的酮體濃度。

結果發現**胎兒從母親身上獲得的是酮體，幾乎沒有任何醣質**。

血液中的紅血球少了醣質（葡萄糖）就無法存活，同時也需要醣質才能夠將氧氣運送到全身上下。既然胎兒沒有從母體身上獲得醣質，就代表必須自體製造。

這是種叫做**「糖質新生（Gluconeogenesis）」**的機制，能夠供應胎兒所需的醣質。但是胎兒還需要能源才能夠成長，這時就完全仰賴酮體了。

孕婦會為了攝取營養而大量進食，但是體內的醣質卻派不上用場，只有從脂肪製造出的酮體會供應給胎兒。宗田醫師便推測，或許就是因為這樣造成血糖值上升，進而引發妊娠糖尿病。

此外以前有種說法：「害喜愈嚴重，愈不容易流產。」

以下是我個人的假設，或許是因為害喜讓身體無法攝取食物，母體在飢餓狀態下開始分解脂肪，促進酮體生成，就能供應更大量的養分給受精卵，因此才會孕育出健康的胎兒，當然比較不容易流產。

說了這麼多，我的重點是什麼呢？那就是酮體足以充當人體能源。嬰兒的身體構造與大人相同，所以我們也與嬰兒一樣不需要靠醣質製造能源。要是擔心限醣飲食導致熱量不足，只要確實攝取肉類與魚肉就不成問題。

注意酮酸中毒

體內酮體濃度極高時，就稱為「**酮症**（ketosis）」，有些人認為這狀態很危險，但是問題其實不是酮症本身。以前面的例子來說，腹中胎兒幾乎所有能源都是來自酮體，可以說是處於「超酮症」狀態，但是胎兒卻能正常成長。

會釀成問題的其實是酮症**加上酸中毒**（acidosis）。

酸中毒時身體會偏向酸性。因為酮體屬於弱酸性，濃度太高時就可能轉變成酸中毒，對身體相當危險，這也是我當醫師後才學到的。

但是近年有很多人就算酮體增加，也沒有演變成酸中毒。因為人體有種叫做「酸鹼穩態（Acid-base homeostasis）」的機制，能夠「維持酸性與鹼性的平衡」。因此酮體濃度提高後，身體也不會變成酸性。

相較於酸中毒，更容易釀成問題的是**「酮酸中毒**（ketoacidosis）**」**，指的是酮體與醣質一起讓身體變酸性。

這種症狀好發於糖尿病患者身上，因為身體胰島素幾乎無法運作，卻突然攝取了醣質而造成。主要是乳酸濃度急遽升高，嚴重時可能會造成死亡。

但若是只有酮體濃度提高，通常不會演變成酮酸中毒。

進入酮症狀態能夠提升大腦運作？

體內酮體濃度增高的「酮症」狀態不僅沒有壞處，事實上還會帶給大腦正面影響。

北九州有間叫做「三島塾」的補習班，是曾為代代木研討會名師的三島老師經營，從小學生到高中生都有收。

三島老師曾罹患糖尿病，後來透過限醣飲食康復了。他發現醣質減少、酮體濃度提高所帶來的酮症狀態，會帶給大腦良好的影響後，就開始嚴格要求補習班學生執行限醣飲食。

家長對限醣飲食的看法不一，其中有人擔心會影響發育，認為不應該要求孩子執行，但是三島塾的學生們成績卻有大幅提升。

此外也有家長把在學校搗蛋的問題兒童送到三島塾，結果問題兒童不僅變得沉穩，成績也明顯變好。

這邊要再強調一次，酮症狀態沒有任何問題。

不管是從自律神經的層面來看，還是健康或大腦機能層面，都能有效活用酮體，打造健康身體。

調整食用量與順序，穩定血糖值

關鍵在於食用量與順序

介紹到現在，簡單統整一下就是：

- 減少（或是控制）米飯、麵包等碳水化合物與醣質攝取
- 攝取肉類與魚肉等所含的動物性蛋白質

但是請別誤會，我並非要求各位完全捨棄碳水化合物，只是要避免分泌出多餘的胰島素。

我們要追求的不是「低醣質濃度的狀態」，而是「血糖值安定的狀態」。因此最重要的，是就算攝取醣質也要想辦法避免血糖值飆高。

最簡單的做法就是不攝取醣質。食用含有醣質的食物時，只要多留心食用量即可。有種數值叫做「升糖指數（glycemic index，GI值）」，是用來表現血糖值是否容易上升。因為就算是相同的食物，對血糖值造成的影響也不盡相同。GI值愈低就愈不容易造成血糖值上升，例如糙米的GI值比白米低，全麥麵包比一般麵包還低。

那麼該吃多少量才適當呢？當然是**愈少愈好**。對喜歡米飯與麵包的人來說，減量本身會造成壓力，所以要審慎處理，但是仍應在心理能接受的範圍內盡量減少。

以一天三餐為例，可以將其中兩餐從白米改成糙米，且飯量減至半碗，或是僅晚餐不食用碳水化合物與醣質。

所以請先從不勉強自己的程度，開始進行限糖飲食。

這裡最重要的是維持一、兩週。原本天天吃拉麵或點心的人，可能已經有糖成癮的問題，因此一開始會覺得比較辛苦，但是持續兩三天後，血糖值會開始穩定，身體就不會那麼渴望醣質。

學習日本宴席料理的吃法

第一重要的是進食順序。各位用餐時都先吃什麼呢？

血糖值的上升狀態，會依進食順序出現大幅變化。最應避免的就是先吃米飯和麵包等主食。空腹時突然吃進米飯與麵包等碳水化合物，會使血糖值急遽上升。

想要減緩血糖值的上升幅度，應以下列順序為基本。

①生菜或高麗菜等葉菜類的膳食纖維

←

②豆腐、肉類與魚肉等蛋白質

←

③米飯、麵包等醣質

最應該先吃的就是膳食纖維豐富的葉菜類。

葉菜類中的膳食纖維，具有抑制醣質吸收的功能，有助**減緩血糖值上升**。

而蛋白質不會影響血糖值，且先吃蛋白質再吃碳水化合物，血糖值的上升程度也會比只吃碳水化合物還要輕。

因此先吃沙拉再吃充足的肉類與魚類，最後攝取少許碳水化合物即可。

日本宴席料理的用餐順序正是如此，因此這便是**理想的日本宴席料理吃法**。

日本宴席料理中最先端上桌的，是名為「先付」的前菜，第二道是湯品、燉煮物等「椀物」，接著上菜的是生魚片、燒烤、烤魚、醋漬物與涼拌物，照這個順序吃完後再吃個飯食收尾。

西餐亦同，幾乎都從肉類或魚肉等主菜開始吃，接著才搭配湯品食用少許麵包。

我以前曾經戴著二十四小時血糖值測量器，享用全套的法式料理套餐，雖然最後一道菜是非常濃醇的巧克力，但是我的血糖值卻沒出現什麼變化。

因此我們只要學習這樣的順序，最後吃一點米飯和麵包即可。

但是沒有沙拉或蔬菜時該怎麼辦呢？

這時只要先吃肉類或魚肉等蛋白質即可，**不喜歡吃這類食物或是沒準備富含蛋白質的食材時，在吃碳水化合物前先攝取蛋白粉等即可**。只要這麼做，就能有效抑制血糖值上升。

美國糖尿病協會的建議飲食方式也不是限制熱量，而是建議患者先食用蛋白質或脂質，以抑制血糖值上升。

順道一提，因高燒等緊急送醫的病患，多半會注射葡萄糖點滴補充能量。

正在執行限醣飲食的人可能會擔心這一點，但是打點滴只是先讓血糖值上升之後，就一直維持在這個狀態。這時的血糖值不會發生變動，整體來說相當穩定，因此可以安心打點滴，更何況緊急送醫時當然必須以急救醫療為優先。

必須捨棄的飲食思維

不要用卡路里限制法減肥

說到熱量限制，大家可能會著眼於要吃豬肉還是牛肉？能不能油炸？但是我們的目標是穩定自律神經，所以最大的問題還是醣質。

原本肚子有點空空時習慣吃一顆飯糰，但是捨棄這種飲食習慣改成只吃肉後，體重就會減輕。

當然，如果本身的肥胖屬於熱量攝取過度所造成時，就必須想辦法限制熱量。但是大部分的肥胖，都是因為血糖值上升造成胰島素過度分泌，進而合成脂肪才會導致肥胖。結果原以為只是止飢的飯糰，**沒想到只吃一顆也會造成肥胖**。

此外人類需要一定熱量供應基礎代謝，如果身形偏胖的人因限制熱量而拒吃肉食，身體就只好燃燒剩餘的肌肉量。結果反而造成肌肉量少、體脂肪高的肥胖體質。

也就是說，藉由限制熱量減肥時，反而會因肌肉量減少轉變成易胖體質。再加上基礎代謝變差，所以恢復原本的熱量攝取就會變得更胖。

因此這裡的一大重點是**絕對不能讓肌肉量減少**，且要**在攝取必要卡路里之餘，避免胰島素合成脂肪**。

停止「白飯、鹽煎鮭魚配醃漬物」的吃法

從血糖值穩定的角度來看，自律神經失衡的人最應避免的就是日本人的傳統吃法——白飯、鹽煎鮭魚配醃漬物。

這樣的吃法在日本人眼裡才稱得上是飲食均衡，但實際上卻是含醣量多且蛋白質量不足的典型飲食，會使血糖值大幅變動，使自律神經失衡。

單純從自律神經健康的角度來看，不必太在意鹽分的攝取。但是除了高血壓患者應注意控制外，一般健康的人攝取稍多一點的鹽分也無妨。

不喝清涼飲料、蔬菜汁

水分一樣照常攝取即可，但是含糖的清涼飲料就不好了。雖然清涼飲料能夠快速提升血糖值，讓人迅速進入狀況，但卻很容易使血糖值失衡。蔬菜汁亦同，雖然蔬菜汁都標榜能輕鬆攝取營養成分，但卻含有大量糖分，所以請選擇含糖量少的類型來喝。

此外有些人疲憊時會飲用的能量飲料同樣不好，這些飲料除了含糖量很高，還含有咖啡因等，雖然能夠暫時提振精神，對自律神經造成的負面影響卻相當大。

但是過於講究限醣飲食反而會造成壓力，因此我自己並沒有嚴格執行限醣飲食，僅是遵守不吃主食與甜點的基本原則。我的早餐是由雞蛋料理與蔬菜組成，中午是兩片漢堡肉排與高麗菜，以前早餐偶爾會吃塗滿奶油的土司，但是現在已經完全不吃了。

不過和其他人聚餐時，現場有什麼就吃什麼，調整好自律神經後，隨機應變即可。

以醣質為主要飲食的二十八歲男性

以下一起來看看實際以正確分子療法治癒的案例。

有位二十八歲的A先生突然因為心悸、頭痛、眩暈與恐慌發作而被確診為恐慌症，他通常是在下午發生這些症狀。緊張造成恐慌發作時連電車都搭不了，而這正是因為大腦皮質對自律神經的操作制約（conditioning）失效所致。

A先生除了很喜歡吃米飯與麵包，還經常享用甜食，最近體重也逐漸增加。他接受血液檢查後發現空腹時的血糖值與血紅素都正常，沒有糖尿病的疑慮，但是與肝臟有關的AST（麩胺酸苯醋酸轉氨基酵素）、ALT（血清麩胺酸丙酮酸轉氨基酵素）數值卻很高，診斷為脂肪肝。其他如壞膽固醇與三酸甘油脂的數值也很高。

光從這些數據來診斷時會採取內科方面的治療，給予保護肝臟的藥物，以及降低膽固醇與中性脂肪的藥物，並建議改採限制熱量的飲食，實際上很多主治醫師也都會這麼做。另一方面，由於A先生的自訴症狀符合恐慌症，所以會由身心內科開立抗憂鬱藥物或抗焦慮藥物。

但是我在這種狀態下採取了以下的治療方針：

「不必在意熱量，但是不可以再食用醣質。」

在限醣情況下維持正常熱量補充時，可以盡情享用肉類、魚肉與豆類等蛋白質。

此外根據檢查數據，藉健康食品補充A先生不足的營養素——由於光憑飲食無法攝取足量蛋白質，除了請他泡蛋白粉來喝，也開立了菸鹼酸、維生素B群、維生素C與EPA（Eicosapentaenoic acid，二十碳五烯酸）等。

經過二十二個月的努力後，確認A先生AST與ALT數值都降低，成功改善了脂肪肝；除了好膽固醇的數值提高，中性脂肪也出現明顯的改善。此外，A先生在大量攝取蛋白質之餘也進行適度的運動，因此肌肉量增加、內臟脂肪減少，用來降低血糖值的胰島素也運作正常。

A先生初診時的體重是一〇四公斤，二十二個月後變為八十四公斤，不僅恐慌症狀

消失，也不再需要服用抗憂鬱藥物。A先生表示，自己以前很容易感冒，現在也有了大幅改善。另一方面，A先生的工作專注力提升，就算每個月加班八〇個小時也游刃有餘。這都多虧了適度補充營養素，自律神經變健康的關係。

腦內荷爾蒙過剩會造成危險

我在初診時請A先生接受糖耐受性試驗（glucose tolerance test），這種檢查會刻意製造出在空腹時瞬間提高血糖值的狀況，進而觀察血糖值的變動過程。

結果A先生空腹時的血糖值為八〇mg／dℓ，非常正常（基準值是六〇〜一〇九mg／dℓ），接著再讓他攝取七十五公克的葡萄糖，血糖值理所當然會上升。這種情況下通常會上升六〇mg／dℓ左右，空腹時若為八〇mg／dℓ，就會上升到一四〇mg／dℓ左右。

但是A先生卻上升到二四〇mg／dℓ，數值非常高。原本血糖值超過二〇〇mg／dℓ就會診斷為糖尿病，但是可別忘了空腹時的檢查。從A先生的血糖值上升幅度之大，可以判斷他有胰島素分泌過剩的問題，事後A先生的血糖值一口氣降到四〇mg／dℓ，所以沒有糖尿病的疑慮。

不過卻有個大問題，那就是大腦能源為葡萄糖與酮體，因此若只有葡萄糖急遽下降，對大腦來說相當危險，因為大腦會為了保護身體，動用腦內荷爾蒙提升血糖值。

目前已知像A先生這樣血糖值急遽降低時，身體會大量分泌腎上腺素、皮質醇、升糖素、促腎上腺皮質素與生長激素等以提升血糖值。

其中最需要注意的是腎上腺素與皮質醇，這兩者是提升血糖值的主力，但是這本來是用來對抗壓力的荷爾蒙。也就是說，每次食用米飯和麵包（血糖值上升）時，身體就會分泌出理應在承受壓力時才登場的荷爾蒙。

為了讓這些荷爾蒙在必要時分泌出充足的量，可不能像這樣一天分泌多次。若沒有好好控制就隨便消耗這些荷爾蒙，真正承受壓力時就沒有足夠的力量與之抗衡。

因此我建議A先生別害怕攝取蛋白質與脂質。蛋白質與脂質不會造成血糖值上升，肉類與魚肉還能成為熱量來源。另一方面，我也要求A先生完全避開會提升血糖值的米飯、麵包與麵食等。

如此一來，A先生的血糖值會在日常生活中持平，血糖值沒有上升時，就不太需要分泌胰島素來抑制，當然也不會發生血糖值急遽降低的情況。如此一來，身體也不會為了彌補低血糖問題而隨便分泌腎上腺素等。**結果A先生恢復了正常的壓力耐受性，恐慌症也跟著痊癒了**。

此外A先生能夠瘦下二〇公斤以上，也是拜限醣飲食所賜。胰島素在降低血糖值的同時會合成脂肪，藉限醣飲食避免胰島素分泌時，能減少脂肪合成，自然會瘦下來。

無麩質飲食也是調整自律神經飲食法

避免食用小麥（麩質）也很有效

除了限醣飲食，近年也有很多人遵循「無麩質飲食」。無麩質飲食限制的是源自於小麥的醣質。

麩質是小麥內含的一種蛋白質。麵粉本身含有醇溶蛋白（Gliadin）與麥穀蛋白（glutenin）這兩種蛋白質，加水後兩者會結合成帶有黏性與彈性的麩質。也就是說，麩質是種用小麥製成的人工蛋白質。

小麥除了會用來製作麵包、披薩、烏龍麵等，連蛋糕、餅乾、餃子皮與饅頭皮也都會用到，同時也是麥茶、啤酒等的原料，因此生活中不知不覺吃下的小麥＝麩質多到超乎預期。

無麩質飲食是二〇一〇年代前半段在美國風行的減肥法，最初是種飲食療法，專為患有「乳糜瀉」，也就是對麩質過敏的人所設計。

乳糜瀉是種會對麩質產生反應的免疫性疾病，因為本身的免疫系統出錯，開始攻擊自己身體而引發炎症等症狀。

但是無麩質飲食對非乳糜瀉患者同樣有很多好處，例如：

- 整頓腸道環境
- 減輕過敏
- 減輕焦躁及憂鬱症狀
- 適合減肥

麵包是歐美很常見的食物，小麥相關的消費量相當高，因此無麩質飲食才會在歐美掀起風潮，從專業網球選手喬科維奇（Novak Djokovic）等運動員到一般人，都開始嘗試無麩質飲食。

美味的小麥讓人忍不住享用，因此很多食品都使用有小麥，但其實這種食材可能破壞腸道環境，還可能引發麩質過敏症、麩質不耐症等過敏症狀，這是因為麩質破壞了腸道免疫系統後，出現過剩反應所導致。

這種狀態下的腸道黏膜會受損，攝取醣質後的血糖值上升幅度也可能更劇烈。也就是說，就算只攝取少許醣質也會造成血糖質飆高，進而引發自律神經失衡。

麩質容易引發腹脹感與消化不良，但這算是輕微症狀，更嚴重的還有專注力變差、焦躁等自律神經症狀，以及異位性皮膚炎、哮喘與鼻炎等各式各樣的症狀，最傷腦筋的是發生這些症狀時，很難注意到元凶就是麩質。

因此身體出現某些難以治癒的症狀時，就算覺得困難也建議嘗試完全無麩質飲食，想辦法避開用小麥製成的食品後說不定就能改善。

介紹到這裡可以知道，調整自律神經的飲食首要目標為安定血糖值，為此必須抑制醣質攝取量，打造出不會對醣質成癮的體質，同時也要活用酮體。

這些方法雖能調整自律神經，但還稱不上完美。下一章將針對「從腸道調整自律神經」的部分，介紹飲食時的重要關鍵。

第三章

自律神經健康的人，腸道防護壁也健康

自律神經不健康的人，腸道問題也多

腸內細菌失衡會威脅到自律神經

如前所述，不是只有大腦會製造出各式各樣的荷爾蒙，腸道也會。多巴胺與血清素等就是由腸內細菌製造出來，因此腸內細菌失衡會對自律神經產生影響。

尤其是必須對抗壓力、調節自律神經的血清素，有九〇%以上都是由腸道製造，大腦製造的僅五%以下。

大腦製造的血清素原則上會由大腦調節後，再用來對抗壓力或用來製造調整睡眠規律的褪黑激素。

另一方面，人體感受到壓力時腸道會合成出血清素，促進腸道蠕動，結果食物還沒消化完畢，就藉由腹瀉大量排出。

稍有緊張就馬上腹瀉的大腸激躁症（ＩＢＳ），就是基於這種原理造成的。**這是血清素為了抵禦壓力所作出的防禦反應，為的是盡快排出腸內物質，以避免再承受更大的壓力或毒素入侵**。

人體承受壓力時，還會從腎上腺分泌出另一種對抗壓力的荷爾蒙——皮質醇。

有場實驗準備了無腸內細菌的無菌白老鼠，與擁有正常細菌的白老鼠，對其施加相同壓力後，發現無菌白老鼠分泌出的皮質醇，是正常白老鼠的兩倍以上。反過來說，擁有腸內細菌的白老鼠就是因為抗壓力較強，身體產生的反應才比較少。

另外還有一場針對免疫相關物質「免疫球蛋白Ａ」的實驗，但是這次的實驗對象為人類。

首先對實驗對象實施五分鐘緩慢的刺激後，發現人體花了一小時製造出免疫球蛋白Ａ，又花一個小時降低至基準值後，再視情況提升。

接著實施五分鐘的憤怒刺激後，人體花了一小時製造出少量免疫球蛋白Ａ後，就瞬間降到低於基準值，且遲遲無法恢復原狀。

事實上免疫球蛋白A負責相當重要的工作——保護腸內黏膜。此外，同樣的反應也會出現在全身黏膜上，因此免疫球蛋白A不足時會引發鼻炎或變得較易感冒。也就是說，憤怒等負面壓力會降低腸道黏膜的作用，間接降低免疫力。

改善腸道環境與壓力的惡性循環

以前就已經知道，壓力會對腸道造成影響，因此日文中有許多諺語都與這方面有關，例如以「壓不住肚子裡的蟲」（腹の虫が治まらない）表示無法壓抑的怒氣，或是形容下定決心後不為所動的「腹部很沉穩」（腹がすわる）。

精神與腸道間的關係出現科學方面的驗證後，就可以得知**自律神經紊亂會降低腸內黏膜與腸內細菌的平衡，間接導致壞菌增加**。

舉例來說，太空人長時間關在狹窄船艙裡會承受莫大的壓力，調查他們接受封閉訓練時的糞便，發現擬桿菌門異常增加。

另外調查阪神淡路大地震受災者的糞便時，也發現念珠菌（黴菌）與假單孢菌屬等壞菌增加了。壞菌增加的同時好菌就會減少，使腸內菌叢失衡。

也就是說，腸內菌叢失衡，身體對壓力的抵抗力會變差，調整自律神經平衡的血清素合成均衡度也會降低，這兩者的失衡會進一步擾亂腸內菌叢平衡，陷入惡性循環。

自律神經失調時，主要受腎上腺素驅動的交感神經，會在接收到刺激時促進腸道分泌正腎上腺素。

腸道因壓力而產生的去甲基腎上腺素，稱為壓力荷爾蒙，目前已知會提高壞菌的病原性。

此外腸內還有一種中間菌，平常不好也不壞，但擁有接收去甲基腎上腺素的開口。中間菌接收到去甲基腎上腺素後會變成壞菌，平常很安份的大腸桿菌也會變得凶惡。這些菌種的攻擊除了會降低免疫力，還會進一步破壞神經傳導物質的平衡。

所以想治療或預防自律神經失調時，腸內菌叢的平衡尤其重要，但是無論腸內菌叢多麼均衡，只要腸道黏膜（腸壁）很脆弱，仍擋不住不好的物質闖入身體。

因此最重要的是兼顧腸內菌叢平衡與黏膜的健康。

腸道環境是自律神經的關鍵

腸道是「第二大腦」

各位是否聽過「腸道是第二大腦」這句話？腸道擁有自己的神經網絡，能夠獨立活動，不必仰賴腦部指令。但是雖然腸道是不需要腦部指令也能運作的器官，卻會透過自律神經、荷爾蒙與神經傳導物質與腦部互相影響。

這種腦部與腸道互相影響的關係，就稱為**「腦腸互動**（brain-gut interaction）**」**。

舉例來說，承受壓力時會肚子痛、感到焦慮時會頻繁跑廁所，這都是腦部與腸道透過自律神經互相影響所致。

何謂腦腸互動

意指大腦與腸道互相影響。腸道與大腦會密切地相互影響，因此腸道又稱為「第二大腦」。

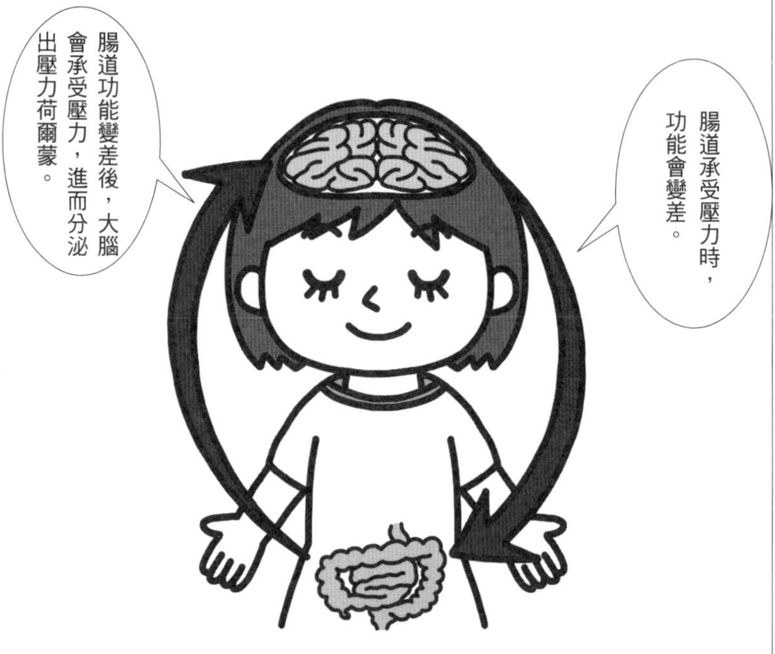
腸道承受壓力時，功能會變差。
腸道功能變差後，大腦會承受壓力，進而分泌出壓力荷爾蒙。

相反的，腸道正常時，就能抑制大腦壓力荷爾蒙、減輕壓力並調整自律神經。

腸道健康，心靈的不適也會改善

腸道承受壓力時，大腦就會認知到「不適」，進而透過荷爾蒙、神經傳導物質與自律神經，干預消化器官的運作。

此外，為憂鬱症等精神症狀開立的藥物中，有許多都會對腦內血清素、γ-氨基丁酸、去甲基腎上腺素、麩胺酸等神經傳導物質的代謝產生影響，**這些神經傳導物質幾乎都存在於腸道，且腸中濃度也遠比大腦濃度高**。

因此才會稱腸道為「第二大腦」。

為什麼要談到這部分呢？這是因為——腦腸互動與自律神經之間也有密切關係。過度的壓力與血糖值不穩定，會打亂荷爾蒙或神經傳導物質的協調，進而演變成自律神經失調。也就是說，心靈發生問題時，背後通常也藏著腸道方面的問題。

反過來說，**腸內環境健康有利於打造出健康的自律神經**。

那麼發生什麼狀況，會使腸道帶動自律神經呢？接下來就要具體討論這部分。

「腸漏」會從腸道擾亂自律神經

愈來愈多人罹患腸漏症

近年來，腸漏症（Leaky Gut Syndrome）愈來愈受矚目。

Leaky是「洩漏」、Gut是「腸道」，又稱為**腸管壁浸漏症候群**或**腸漏症候群**等。

健康身體的腸壁為細緻緊實的網狀，罹患腸漏症時腸壁呈網狀，網眼會變得很寬鬆。

在此稍微進一步說明。

人體消化管連同腸道在內，是一根從頭通到尾的管狀物，會將吃進體內的食物分解成極細的分子以利身體吸收。分子尺寸太大時會引發過敏等五花八門的問題，以蛋白質來說，基本上都是分解成胺基酸後再吸收。攝取醣質時，身體會為了預防血糖值飆高，想辦法讓腸道慢慢吸收，避免造成血糖值尖峰。

這是人體本身具備的機制，但若是調節失敗就會造成腸漏症。各位在理解這種疾病時，只要想像**名為「腸道」的過濾器網眼變得粗大**即可。

正常的腸道黏膜為網眼細緻的過濾器，大型物質無法穿透，只能慢慢被身體吸收。市面上的運動飲料都強調快速吸收，所以或許很多人都誤以為吸收得愈快愈好，但這其實是謬誤。**吸收要慢一點比較好**。

罹患腸漏症時，身體會快速吸收原本不該吸收的大型物質，也就是說，蛋白質還沒被分解掉就進入體內，進而造成過敏等問題，同時也沒辦法吸收身體必要的胺基酸。

這時身體也會快速吸收醣質，因此容易造成血糖值尖峰，使身體開始分泌大量胰島素以壓低血糖值，接著又會製造出腎上腺素等神經傳導物質，進而擾亂自律神經。

簡單來說，腸漏症就是腸道防護壁出現破裂的疾病。想要擁有正常的網眼，就要打造出強壯的腸壁。

那麼腸漏症是怎麼造成的呢？主要原因如下：

- 缺乏麩醯胺酸、維生素A、D與B群等營養
- 過度攝取醣質
- 過度飲酒
- 念珠菌與有害細菌增加
- 大量使用抗生素

腸壁網眼變粗的原因有很多種，其中最大的問題是飲食不正常。過度攝取醣質、過度減肥或偏食等造成的營養不足，喝太多酒等混亂的飲食生活，都很容易引發腸漏症。尤其大量飲酒的人更須特別留意。

酒精會增加腸壁與血管壁的穿透性，使原本應遭隔絕的物質得以輕易進出。比較好想像的例子，就是喝酒後隔天身體會水腫，這是酒精造成血管膨脹使穿透性抗進（升高），結果水分漏出所造成。

基於同樣原理，**酒精會使腸壁變得容易洩漏**。酒精的穿透性亢進性質，會讓腸內屏

障的網眼變寬，破壞腸黏膜的隔離保護功能，使細菌與造成過敏的「抗原」等闖入體內，引發炎症等各式各樣症狀。

想讓腸壁更健康，就必須改善破壞腸道的環境，使腸內菌叢維持正常平衡，同時也應避免攝取過多酒精。

此外也要攝取充足的麩胺酸（胺基酸的一種）、維生素A、維生素D等必需營養素，尤其**維生素D還能有效收斂變鬆的腸壁**。

何謂腸漏症？

又稱「腸漏症候群」，意指腸壁網眼變寬，使原本應被隔絕的有害細菌、未經消化的物質進入體內。

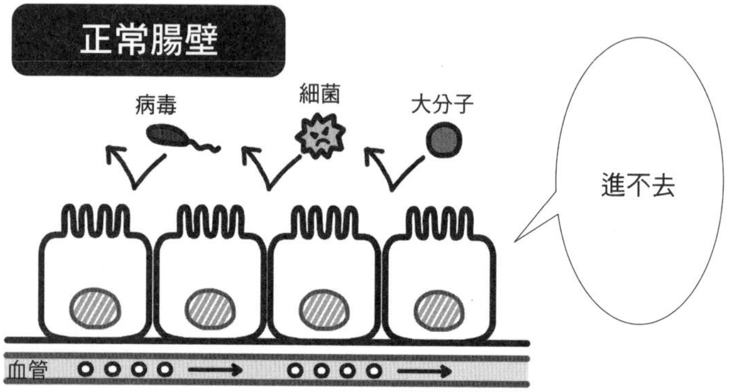

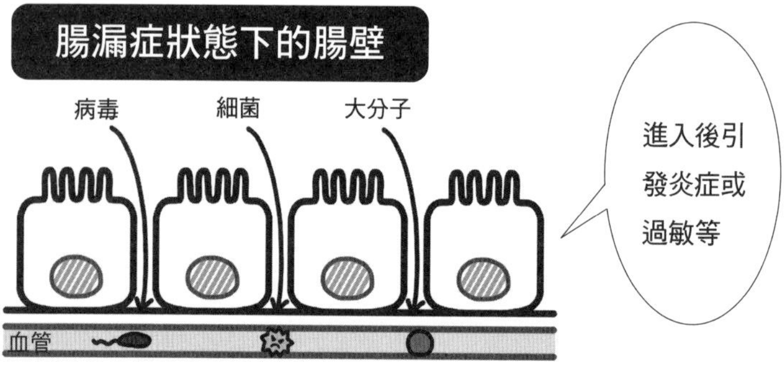

腸壁變寬鬆後，自律神經

就容易紊亂

分辨腸漏的方法

過敏的食物愈多就愈要注意？

事實上連日本醫師都還沒有完全搞懂腸漏症。自律神經失調的典型症狀「大腸激躁症」，就有與腸漏症相同的「腸道不適」，因此醫師遇到「腸漏症」的病人會判斷為「某種原因造成腸道黏膜粗糙」。

所以日本幾乎沒有確診為腸漏症的病患。

就算真的診斷出腸漏症，腸漏本身也不是造成不適的根本原因。腸漏症的原因是念珠菌（黴菌）、過度攝取醣質、大量使用抗生素等，不改善這些問題就沒辦法根治。

腸漏症的確診須經過特殊檢查，確認血液與尿液中是否含有炎症成分。腸漏症的一大特徵，就是經過特殊食物過敏檢查後，發現身體會對大量食材產生過敏反應。

過敏，意指過度的免疫反應。免疫，是將對人體有害的物質排除在外的重要機制，但是過度的免疫反應會連無害物質一起排除，進而引發各式各樣的症狀。

引發過敏反應的物質為抗原（過敏原），常見的抗原除了食物，還有灰塵、塵蟎、動物毛與花粉等。

一般的食物過敏分成下列兩種：

- IgE過敏（即發性過敏反應）
- IgG過敏（延遲性過敏反應）

一般在談的食物過敏通常為IgE過敏（即發性過敏反應），例如：吃到黃豆或蕎麥麵等立刻出現蕁麻疹、哮喘等，症狀出現的速度很快。

另外還有IgG過敏（延遲性過敏反應），不僅症狀浮現緩慢，每次出現的症狀也不盡相同，因此通常很難注意到是食物造成的。

我以前曾用九十六種食材，為身體不好的孩童執行延遲性過敏檢查，結果發現其對乳製品、雞蛋、豆類、麩質、芝麻等許多食材，都產生了過敏反應。

過敏的食材這麼多，代表這個孩子的腸道黏膜脆弱，使大分子未經分解就進入體內，也就是其罹患了腸漏症的最好證據。

反過來說，只要整頓好腸道環境，讓腸壁恢復正常狀態，過敏反應也會隨之消失。

例如吃下黃豆後，有三個分子相連著進入體內，身體會發現這是黃豆並產生過敏反應。但是腸道黏膜健康時，這些分子（胺基酸）會等分解到非常細小才進入體內，因此不管吃什麼都不會過敏。

減少進食次數

一般過敏治療都以去除過敏原為主，例如：對雞蛋過敏就不要吃雞蛋，對塵蟎過敏就認真打掃。

醫師不夠了解延遲性過敏時，會要求病患別吃所有會過敏的食物，結果病患就剩沒幾樣食物可以吃。

目前日本一般醫院沒有提供延遲性過敏檢查，但是網路可以買到檢查套裝組。過去曾有母親帶著檢查結果造訪小兒科，在醫師建議下為孩子排除所有過敏食物，最後導致孩子營養不良。

因此日本孩童過敏協會就發表官方聲明，表示延遲性過敏檢查缺乏根據（醫學方面的證明），請民眾不要盲目相信。

事實上，他們的重點都放錯了。人體是因為腸道黏膜脆弱才會產生過敏反應，這些人完全沒注意到檢查結果透露的訊息——不應單純避開食物，應想辦法讓腸道更健康。

但是自律神經或腸道狀況惡化，且對小麥（麩質）、乳製品（酪蛋白）產生延遲性過敏反應者，就代表腸道黏膜狀況非常差，必須嚴格控制攝取這兩種食物。

至於雞蛋或豆類過敏者，多半沒有嚴重到完全不能吃的地步，只要多加留意即可。這時請務必每週安排四天絕對不碰過敏原，例如：含有雞蛋、黃豆、芝麻等的食材。

延遲性過敏檢查要價將近數萬元日幣（約台幣八千元左右），難免有人花不下去。

因此這邊要介紹簡單的檢測方法。

那就是**覺得自律神經失衡或腸道不舒服時，持續兩週別碰小麥與乳製品**。

有些人腸道脆弱時，光是吃太多這類食物就會過敏。如果每天有必吃的食物，不妨改成每週吃三至四次，尤其是冰箱裡常見的乳製品、納豆與雞蛋。

個人認為，牛奶、起司與優格等乳製品，其實不太適合日本人的體質。很多人為了攝取乳酸菌而食用優格，但是酪蛋白造成的負面影響卻遠大於這些優點。

真的想攝取乳酸菌時，建議善用發酵食品或市售乳酸菌等健康食品。

此外，雖然我們每天都會食用肉類或魚肉，但是肉類有牛豬雞等不同種類，也很少人天天都吃同一種魚，因此就算天天享用也不容易造成過敏。

整頓腸道環境時的注意事項

注意腸道細菌之一的「念珠菌」！

前面提到腸漏症的原因之一是有害細菌。

腸內環境惡化時，其實有很多都是念珠菌造成的。

聽到「念珠菌」很多人都會聯想到性病吧？確實常聽到的都是陰道念珠菌、性器官念珠菌等與女性相關的名詞，似乎也是透過性行為感染的細菌——但這些都是謬誤。

念珠菌是念珠菌屬的真菌，可以說是常在菌的一種。也就是說，就算體內有念珠菌，通常也不會影響到健康，但是腸道黏膜感染念珠菌後，就會引發許多問題。平常很安分的念珠菌，會在免疫力變差時開始搗蛋，帶來許多不適症狀。而提升念珠菌活性的因素包括壓力、抗生素、醣質與甘甜的水果等。

為什麼我們必須特別留意念珠菌呢？

因為**擁有念珠菌的人攝取醣質後，不只腸道黏膜會變粗糙，還會產生「乙醛」**。這是酒精的代謝產物，也是造成宿醉的有毒物質。

腸內有念珠菌的人，吃下碳水化合物後會像喝醉酒一樣，心情變得輕飄飄的。對碳水化合物成癮的人體內有念珠菌時，會出現有如發酵酒精代謝產物的物質，結果就對這樣的物質上癮。

肝臟會製造出酵素——乙醛脫氫酶（acetaldehyde dehydrogenase，ALDH），藉此去除乙醛的毒性，但是在體內有念珠菌的情況下若還一直攝取醣質，就會對必須持續工作的肝臟造成負擔，最後損及肝臟的重要功能。

目前已知女性在感冒等情況下服用抗生素時，特別容易產生陰道念珠菌，這時連腸道都很有可能帶有念珠菌。

當然念珠菌也會出現在男性腸內，這時就會出現腹部不適、容易疲憊與貧血等症狀。之所以會貧血，是因為念珠菌喜歡鐵質，會搶走攝取到的鐵質使身體缺鐵。

從口腔吃入念珠菌的案例其實也多得令人意外。胃酸變弱時，吃進的念珠菌往往會跑到腸道。

醫療界會用強烈的抗真菌藥對抗念珠菌，但是念珠菌等真菌類以容易產生抗藥性聞名。例如：用藥治癒足癬後，同樣的藥物在復發時可能就失去效果了，這就是念珠菌所擁有的抗藥性。

對抗念珠菌時必須盡量減少菌量，藉此讓念珠菌變得安份，不再攻擊腸道或陰道黏膜。接著想辦法讓黏膜變得更加健康，就能夠消除念珠菌的影響。

降低思考能力與幹勁的「肉毒桿菌毒素」

腸內細菌的產物中，應特別留意的是肉毒桿菌製造出的「肉毒桿菌毒素」。肉毒桿菌是腸道本來就有的壞菌之一，腸道黏膜健康且腸內環境良好時，肉毒桿菌沒有任何勢力，即使身為壞菌也不會造成負面影響。

但是肉毒桿菌與念珠菌等相同，對抗生素的抗性很強。腸內細菌無時無刻不在爭奪地盤，用抗生素殺死其他細菌的同時會活化念珠菌，還會促進肉毒桿菌繁殖，導致肉毒桿菌毒素增加。

結果會產生腹部不適、思考變遲鈍、提不起勁、缺乏專注力、肌肉緊繃等五花八門的症狀。

其他要特別注意的物質還有麩質外啡肽（Gluten exorphin）與酪啡肽（Casomorphin）等。

這些都是身體消化吸收小麥、乳製品後的代謝產物，有時候會產生與肉毒桿菌毒素相同的作用，對腦部產生影響。

麩質外啡肽是從麩質（也就是小麥、黑麥的蛋白質）分泌出來的物質，β-酪啡肽則是源自於酪蛋白（也就是乳蛋白）的物質。

從這個角度來看，想要調整自律神經或是確認腸胃狀況時，可以先避免食用麩質（小麥產品）與酪蛋白（乳製品）看看身體狀況的變化。發現體況有改善時，後續只要維持無麩質、無酪蛋白的飲食習慣（GFCF減肥法），通常會發現頭腦與身體都變清爽了。

麩質、酪蛋白、念珠菌與肉毒桿菌等對大腦產生影響時，心情會猶如蒙上濃霧般，也就是形容心靈狀態不佳時的名句「foggy mind」（心情沉重）。這類病患可透過GF CF減肥法讓心情變得清爽，身體各處的莫名沉重與疼痛也會跟著消失。

想要保有腸內細菌運作正常，就要避免隨意使用抗生素。懷疑身上染有念珠菌時也建議及早就診，或是藉由限醣飲食削弱腸內壞菌與念珠菌，整頓腸內環境。

抗生素的風險

雖然不是本書的重點，不過還是希望各位了解抗生素帶來的風險。

請各位避免在感冒時就濫用抗生素。如前所述，抗生素是抑制細菌性感染症（殺死壞菌）的藥物，對病毒是沒有效果的，因此雖然能夠治療細菌性肺炎或腸炎等，用在一般感冒上卻毫無意義。

此外，鼻竇炎、膿胸與中耳炎等屬於細菌性感染，雖然抗生素有效，但是病患為兒童時在使用上仍須非常留意。

我的病患中有個孩子確診有自閉症與多種發展性障礙，**據說他在兩歲時為了治療中耳炎，服用抗生素達兩週，結果造成言語方面的障礙。**

腸道產生的可用荷爾蒙

控制食慾的荷爾蒙「多肽ㄚㄚ」

接下來一起看看提升腸內環境的方法。

腸內有許多細菌共存，包括壞菌。現代為了整頓腸胃環境，著眼於攝取乳酸菌與比菲德氏益菌，但是如前所述，想要讓腸道黏膜更強壯，有個比補充益菌更重要也更有效的方法。

健康腸道中的黏膜細胞之間會緊密結合，這種狀態稱為「**緊密連接**」。緊密連接能幫助腸道擺脫有害物質，避免其入侵體內。緊密連接的運作正常時，還有助控制食慾。

腸道黏膜細胞緊密結合時，會在食物通過時從消化管分泌出多肽ＹＹ（peptide YY，PYY），**多肽ＹＹ是抑制食慾的荷爾蒙**。身體分泌出多肽ＹＹ時，就算只有少量進食仍可感到飽足，也就是說能夠避免吃太多。

反過來說，**無法控制食慾、吃太多的人，可能是因為身體沒有正常分泌多肽ＹＹ**。自律神經愈混亂的人，通常就愈喜歡攝取醣質與垃圾食物，且很難控制食慾。這就是身體可能不太分泌多肽ＹＹ，也就是腸內黏膜變脆弱、網眼變寬鬆的警訊。

喚醒緊密結合搭配有氧運動，有助於多肽ＹＹ增量。

而維生素Ｄ正是喚醒緊密結合時的必需營養素。維生素Ｄ不僅能夠維持腸黏膜的緊密結合，還能促進腸黏膜合成可降低壞菌活性的抗菌蛋白，也就是說，維生素Ｄ不僅能夠維持腸內菌叢平衡，還可以讓黏膜更加強壯。藉維生素Ｄ維持腸黏膜緊密結合後，進食時的多肽ＹＹ分泌量就會增加，如此一來，只要正常用餐就會飽足，不怕遇到吃太多的問題。

此外，**有氧運動能夠提升血液中的多肽ＹＹ濃度**，因此攝取適量的食物後就算沒有飽足感，只要立刻出去散步就能夠促進多肽ＹＹ分泌，進而帶來飽足感並降低食慾。同時，飯後運動能抑制胰島素分泌，避免產生血糖值尖峰，所以當然不會刺激脂肪合成，因此減肥效果可以說是一百分！

建議大家吃飽後馬上開始散步，過程中要大幅揮動雙手並抬高腿，只要散步約二〇分鐘，就會慢慢出現飽足感。

自古就認為「吃飽睡，容易胖」，其實吃飽馬上躺下容易覺得餓。若就這樣睡著，體內會開始積蓄脂肪並造成肥胖。

希望各為能養成「吃飽後去散步」的習慣。

促進胰島素分泌的「GLP-1」

另外還有一種會從腸黏膜分泌出的物質，叫做「ＧＬＰ-１」（類升糖素胜肽）。這是腸黏膜發現碳水化合物進入體內時分泌的物質，會促進胰臟分泌胰島素，避免血糖值過度上升。

順道一提，這些運作都與大腦完全無關。腸道本身就具備分辨碳水化合物的能力，徹底發揮了「第二大腦」的本領。

再稍微詳細說明一點，就是碳水化合物進入體內會導致血糖值提升，這時腸道就會分泌出GLP-1，促使胰臟分泌胰島素以降低血糖值。但是一直分泌胰島素對身體不好，所以接下來腸道就準備要消滅GLP-1。

這時登場的就是專門消除GLP-1的酵素「DPP-4」（二肽基肽酶-4）。

糖尿病治療就利用了這個機制，經常使用阻礙DPP-4運作的藥物。若抑制DPP-4分泌，身體會一直分泌出GLP-1，當然也會一直製造出胰島素，有助抑制血糖值。

但是人體本身的GLP-1是只有在吃到碳水化合物時才會出現，而且很快就會消失，妨礙這個機制讓胰島素不斷溢出是很大的問題。身體為了降低血糖值而分泌過多胰島素時，身體又會分泌多餘的荷爾蒙，並促進多餘的脂肪合成。

那麼糖尿病患者該怎麼做呢？以下彙整了三大建議：

①讓腸內黏膜更強壯，以分泌出大量的GLP-1，促進胰島素自然分泌。

②讓體內正常分泌多肽YY控制食慾，吃飽後馬上運動以預防血糖尖峰。

③限制會提升血糖值的醣質攝取。

這三點非常重要。

最近的研究證實腸內菌叢平衡可能對思考與行動產生影響。調查有憂鬱傾向的白老鼠與積極的白老鼠發現，牠們腸內的細菌比例不同。將積極白老鼠的腸內細菌移植到無菌白老鼠體內後，發現無菌白老鼠的行為也變積極了。

舊有思維認為腸內細菌混亂會遭致黏膜惡化，若演變成腸漏症，會對大腦產生負面影響。

但從實驗結果來看，腸內菌叢平衡對思考與行動的影響，比原以為的更直接。

腸道環境惡化會導致肝臟發炎

營養不足造成的腸黏膜弱化、過度飲酒與抗生素濫用，都會削弱腸道運作。以下再次統整前面提到的重點。

首先是「緊密連結」的力量變差後，造成過敏或炎症的過敏原會進入體內，腸內細菌本身也會進到黏膜內部，形成所謂的「腸漏症」。

如此一來，多肽YY的分泌量會大減，讓食慾開始失控。要是GLP-1的分泌也一併變差，身體就較難分泌出胰島素，這時就算食用的碳水化合物量不變，血糖值上升的幅度仍會高於健康時。

此外，從腸道入侵的異物，也會在肝臟、肌肉、脂肪、自律神經的根本等處引發炎症。腸道出問題時，首當其衝的就是毒素最先到達的肝臟。

肝臟雖然擁有幫全身解毒的強大功能，但是腸漏症會使更多毒素入侵體內，而肝臟若發炎，就會降低解毒能力。

病患自訴肌肉發炎時的症狀，通常是覺得緊繃、動作變得不靈活，有時也會出現難以出力的症狀。

此外肌肉是血糖值控制機制中的主力。肌肉會累積肝糖以抑制血糖值上升，但是肌肉發炎會降低功效，變得愈來愈難控制血糖值，間接影響到自律神經的平衡，最後陷入惡性循環。

原本都認為脂肪細胞的功能僅為儲存多餘熱量，但是目前也發現其與炎症之間關係密切。脂肪細胞擴張時會分泌各種物質，統稱「細胞激素」。細胞激素會引起全身各處發炎，當然也會對自律神經造成影響，帶動另一場惡性循環。

如同本書前面所強調，「緊密結合」變差後會破壞腸壁屏障，引發各式問題。為了避免腸黏膜變得脆弱，必須盡量避免使用抗生素等，努力維持腸內菌叢平衡。

腸道菌叢

增加益菌的糧食，有助減少壞菌

腸內環境、腸內細菌等話題中，近年備受矚目的新星為「腸道菌叢（intestinal flora）」。flora 是「植物群」的意思，用來表示同種腸內細菌群聚，並覆蓋了腸壁表面的狀態。腸內細菌可概分成下列三種：

- 對身體造成正面影響的「好菌」（乳酸菌、比菲德氏菌等）
- 對身體造成負面影響的「壞菌」（產氣莢膜桿菌、金黃色葡萄球菌等）
- 見風轉舵的「中間菌」（大腸桿菌等）

這三大陣營時時在腸內爭權奪利，統稱為「腸道菌叢」。

想要擁有健康的腸道環境，就必須維持良好的「腸道菌叢」。

那麼怎樣才叫良好的腸道菌叢狀態呢？就是**好菌占優勢地位，壞菌勢力極小**。這時的關鍵就是占腸內細菌大多數的中間菌。

如前所述，中間菌會見風轉舵，為勢力大的陣營助陣。因此壞菌占優勢地位時，中間菌就會與壞菌一起狼狽為奸。

很多人誤以為想整頓腸內環境，就要想辦法消滅壞菌，但是努力增加好菌卻是更實際的做法。

因為腸內會維持一定的細菌總量，好菌增加，壞菌就會減少，只要用「黑白棋」來想像就很好理解。

選擇可增加好菌的飲食習慣，才是邁向健康腸內環境的捷徑。

何謂腸道菌叢？

flora 是「植物群」的意思，用來表示同種腸內細菌群聚，並覆蓋了腸壁表面的狀態。

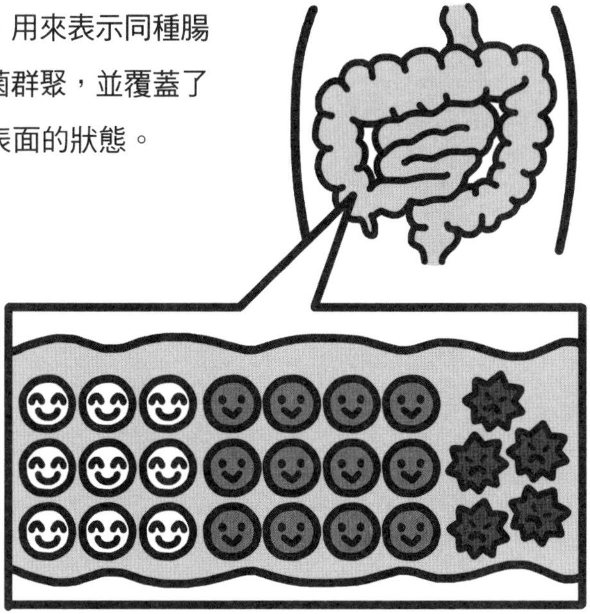

好菌

對身體產生正面影響（乳酸菌、比菲德氏菌等）

中間菌

見風轉舵（大腸桿菌等）

壞菌

對身體造成負面影響（產氣莢膜桿菌、金黃色葡萄球菌等）

好菌增加、壞菌減少，

整體腸道菌叢狀態就好

膳食纖維是關鍵

這時的一大關鍵就是膳食纖維。

膳食纖維是益菌的糧食，能夠幫助益菌擴大在腸道菌叢裡的勢力。膳食纖維雖然不是營養素，卻有各式各樣的優點。

- 排出毒素，改善腸道環境
- 抑制醣質吸收
- 保護肝臟
- 促進腸道蠕動，調節糞便停留在體內的時間，並改善便祕
- 改善腎上腺皮質的疲勞
- 促進排出膽固醇

雖然只要食用大量蔬菜就能攝取膳食纖維，但我們根本吃不了那麼多蔬菜。當然也

可以購買大量蔬菜每天持續食用，但這同樣是一大難題。

所以建議各位活用健康食品。健康食品能夠輕易彌補三餐攝取的不足，也容易持之以恆。

現代人的膳食纖維攝取量普遍不足

現代人最根本的問題，是膳食纖維攝取量不足。

新石器時代（西元前九世紀左右）人類出現聚落，展開團體生活。這時農耕社會也已經成形，整體生活型態非常接近現代生活。

當時的飲食習慣與現在最大的不同，就是攝取的蛋白質約為現代的兩倍，膳食纖維則多達八倍。反過來說，就是現代人的膳食纖維攝取量遠低於新石器時代。

腸內好菌能源來自膳食纖維，攝取量減少，好菌活性就會降低，使腸道環境變差。

此外，膳食纖維有穩定血糖值的作用，用餐時先吃膳食纖維，就能減緩血糖值上升幅度。**因此想要打造出健康的自律神經，用餐時就必須先吃膳食纖維**。

膳食纖維攝取量的減少，並不單純源自於蔬菜食用量不足，最大的問題在於精製穀物。新石器時代吃的米飯頂多去除穎殼，小麥只會去掉麥糠而已，所以能夠攝取充足的膳食纖維。但是現代米飯都精製成雪白色，膳食纖維含量自然大減。

開始流行吃精緻穀物是在二次大戰後。

從數據來看，一九五〇年代起的膳食纖維攝取量急遽減少，而哮喘、過敏與憂鬱症狀等患病人數則大幅增加。雖然還沒證實兩者間的因果關係，但我們至少要知道這件事。

血清素會抑制腸道吸收

如第一章所述，身體承受壓力時會分泌血清素，其中有九五％都是由腸道產生。血清素會使身體進入戰鬥狀態，這時為了避免多餘毒素進入體內，會活化腸道運作以抑制吸收，接著就會出現腹瀉症狀。這是身體想盡快把吃進的食物排出體外所致。

身體分泌過多血清素造成腹瀉時，疼痛、不適、焦慮會化為壓力對大腦產生負面影響。此外血清素的製造原料是5-羥色氨酸，這種物質會直接進入腦內導致血清素分泌過剩。大腸激躁症的主因就是血清素分泌過剩，會用藥物「雷莫司瓊（Ramosetron，商品名稱為 Irribow）」抑制血清素分泌作為治療。

但是大腸激躁症的成因不只有血清素，這種藥物能迅速治好腹瀉的問題，只代表腹瀉與大腦承受壓力之間有惡性循環。

血清素雖然是種棘手的物質，本身卻有防禦的重要功能，因此最重要的是取得血清素與其他物質間的平衡。

其中最重要的就是γ-氨基丁酸，γ-氨基丁酸是抑制型的神經傳導物質，能夠壓抑混亂、使身體平靜下來。

近年已知腸內細菌會製造出γ-氨基丁酸。所以要取得γ-氨基丁酸與血清素之間的平衡，就要整頓腸道菌叢狀態，穩定腸道運作，才能順利吸收必要的成分。

嬰兒的腸道菌叢來自母親的陰道

順道一提，孕婦最好也為即將出生的胎兒，整頓好健康的腸道環境與陰道環境。

人體天生就有腸道菌叢，但是胎兒待在母體內時處於無菌狀態，尚未帶有任何腸內細菌，也就是說，胎兒體內沒有腸道菌叢。

但是胎兒從產道出生時，會吃進母親陰道中的物質，這是嬰兒人生中第一次接觸到細菌，也會藉此培養出自己的腸道菌叢。

由於嬰兒的胃酸分泌功能極弱，這時吃到的所有細菌都會進入腸道。因此**母親陰道的細菌平衡，將大幅影響孩子腸內菌叢的狀態**。

想要保護孩子的腸道，母親就必須將陰道維持在適當的狀態。

吃對油可以減少腸道問題

魚油可以抑制炎症

前面已經談過，自律神經失調造成腸道問題時，會使各種組織輕微發炎。抑制這些炎症的發生，有助改善焦躁等精神方面的壓力。

這時油品的攝取極其重要。

因為**優質的油品能夠抑制腸道炎症**。

油品可概分為在室溫下容易凝固的「飽和脂肪酸」，以及在室溫下呈液態的「不飽和脂肪酸」。奶油、豬油與椰子油都是富含飽和脂肪酸的油品，常溫下同樣呈固態的人造奶油與起酥油，都是在加工下凝固的，且含有大量反式脂肪，應盡量避免食用。

室溫下呈液態的不飽和脂肪酸，主要分成下列三種：

- omega-9……橄欖油、菜籽油等富含油酸的油
- omega-6……沙拉油、玉米油、紅花油等富含亞油酸的油
- omega-3……背部為藍色的魚油、紫蘇油、亞麻仁油等富含DHA、EPA、α-亞麻酸的油

這裡要著重屬於必需脂肪酸的omeag-6與omega-3。

人體無法自己合成必需脂肪酸，不透過食物攝取就會產生許多問題。

但是人類每天的正常飲食中，就已經攝取充足的omega-6亞油酸（沙拉油等），近年甚至釀成了omega-6脂肪酸攝取過量的問題，要擔心攝取量不足的其實是omega-3脂肪酸。

omega-3是油品中最有利於抑制腸道等各處炎症的一種。omega-3的必需脂肪酸有

各式各樣的優點，除了最基本的炎症抑制作用，還能抑制血栓與過敏、擴張血管等，換句話說，就是能夠改善腸道發炎與血液循環，降低膽固醇數值。

沙拉油與玉米油等富含的 omega-6，雖然也是必需脂肪酸的一種，卻與 omega-3 相反，有促進炎症的作用。

因此自律神經失衡、重視自律神經健康的人，都應極力避免攝取 omega-6 油品。但是最重要的還是油品的攝取均衡度。人體不能完全不攝取 omega-6，所以不必敏感到「絕對不使用沙拉油」的地步。

另外也可以多吃青魚（鯖魚、秋刀魚、鰤魚等），增加 omega-3 的攝取量。

那麼一般家庭常用的奶油，又是什麼樣的油呢？

奶油富含短鏈脂肪酸與飽和脂肪酸等物質，雖然不會明顯促進或抑制炎症，酮體增量的效果卻很強，有助改善腸道環境，建議大家食用。

肉脂肪與奶油一樣含有大量飽和脂肪酸，我曾經有病患認為兩者放在室溫下都會凝固，擔心吃進肚子裡也無法溶解，讓血液變得很黏稠。

但這其實是天大的誤會。

肉脂與奶油在被身體吸收時會受到蛋白質包圍，形成容易溶於水的狀態，接著才會進入血液中，數小時內就會被全身組織吸收，成為身體能源，所以完全不必擔心。容易生病的人、體力不好的人，都可以盡量享用肉類與奶油。

近年流行未經烹調就使用的植物油為**紫蘇油（α-亞麻酸）與亞麻仁油，這兩者的成分與魚油相近，也很適合當作omega-3脂肪酸的攝取來源**。

但是omega-3脂肪酸不適合加熱，所以烹煮時建議選擇omega-9的橄欖油。

山間居民如何攝取Omega-3？

住在沿海地區的日本人，自古就都藉魚肉攝取omega-3脂肪酸，山區居民則沒辦法，但是他們很常食用胡桃。雖然堅果類都含有豐富的油脂，但只有胡桃能攝取到omega-3。

全世界的山間都有產胡桃，因此常被用來製作各種地方料理。日本東北地區也很常將胡桃入菜，或許是自古就知道胡桃油脂對身體很好吧。胡桃同時也是種很好的零食，在此推薦給大家。

一如前面介紹過的，人們確診為自律神經失調後，就會按照身心內科或精神科的處方服用藥物，請假一陣子或是避開壓力來源等。但其實只要採取限醣飲食、講究用餐順序，就能穩定血糖值、整頓腸道菌叢，讓腸黏膜更健康。血糖值穩定有助於控制食慾，同時還有可能抑制造成焦躁的交感神經。

但光是這麼做還不夠。

想要維持自律神經健康，就得讓必要的神經細胞、腦內荷爾蒙與腸內荷爾蒙等正確地互相配合，但是營養素攝取不足時，就會擾亂這一切。

因此下一章將介紹應攝取的營養素。

攝取正確營養素之餘，限制醣類攝取、整頓腸道環境，就能打造出健康的自律神經。

第四章

自律神經健康的人，都攝取了正確的營養素

維生素B群

維生素B_6可以抑制萬惡的根源「糖化」

前面已經介紹過，血糖值的升降會擾亂自律神經與腸道菌叢平衡，並引起全身各處的炎症。除此之外，還有其他作用也會引起炎症。

人體充滿了蛋白質，除了肌肉，連血液中也含有血紅素等蛋白質，在身體引發各種反應的酵素與荷爾蒙中，有許多也都是蛋白質。

亦即，**人類可以說是由蛋白質組成、受蛋白質驅動**。

蛋白質很容易與醣質纏在一起，姑且不論「纏」這個字眼形容得是否恰當，總之醣質與蛋白質之間具有濃度依存性。

蛋白質被醣質纏上後就稱為「糖化」，蛋白質糖化後會失去原本的功效。

舉例來說，糖尿病患者的血液檢查中有一項「糖化血紅蛋白」，用來確認有多少血紅素（蛋白質的一種）遭葡萄糖等物質纏上，當糖化血紅蛋白數值達六．五％以上，就確診為糖尿病。

糖尿病持續惡化時，糖化血紅蛋白可能會上升到一〇％左右，也就是說，全身上下有一〇％的血紅素沒辦法再運送氧氣。

血紅素量的基準值大概是一四公克，有一〇％糖化就代表只剩下一二．六公克能夠繼續運作。由於血紅素在體內運輸的氧氣量很少，身體就變得容易疲倦。

包括血紅素在內的所有蛋白質糖化後，會產生叫做阿馬道里重排（Amadori Compound）的物質，放著不管就會演變成糖化終產物（AGE）。

身體持續累積糖化終產物的狀態稱為**「羰基壓力（Carbonyl stress）」**，身體會產生炎症反應。

糖尿病就是身體一直維持在高血糖值狀態，因此羰基壓力也很高。但是就算高血糖值的維持時間很短，糖化仍會持續發展，也就是說，即使沒有罹患糖尿病，飯後的暫時性高血糖值（血糖值尖峰）也會促進糖化，提高羰基壓力。近年也發現健康檢查中看不到的血糖值尖峰，不只與腦梗塞、心肌梗塞有關，與癌症、憂鬱症之間也有某種關聯。

持續解析出來的精神疾病原因

羰基壓力也與思覺失調症等精神疾病有關。

思覺失調症的診斷基準，是要維持一段時間的幻覺與妄想等。基本上，大部分的精神疾病，都是由精神科醫師依症狀診斷，不像內科糖尿病或高血壓等會有明確的檢查數值，也不像癌症有影像或組織檢查。

因此就算有其他原因，只要訴說有幻覺或妄想等症狀，就一律診斷為思覺失調症；提不起勁、不快樂等則視為憂鬱症。

精神科的疾病診斷非常模糊，但是針對同樣症狀的診斷結果與開立藥物，卻會出現相當大的差異——以前就曾經有電視節目針對這一點提出質疑。

思覺失調症的診斷基準為「幻聽」，例如：清楚聽見「沒有存活的價值，乾脆去死吧」這種恐怖的話語，或是妄想有人透過電磁波監視自己。

我曾遇到一位病患，服用專治思覺失調症的藥物卻始終沒有改善，又必須花很長的時間住院療養，經過檢查發現，可能是羰基壓力造成的。報告上面寫著：「按照過往的診斷基準，病患症狀只符合思覺失調症的四分之一，會不會是羰基壓力造成的呢？」

維生素B群可以抑制身體的糖化與氧化

維生素B群可溶於水，功用多半屬於輔酵素類型，所以向來認為攝取少許即可。但是近年的研究發現，維生素B群可以預防糖化，對抗羰基壓力，抑制脂質氧化（抗氧化作用），從熟悉維生素B群的立場來看，這是個非常驚人的事實。

身體開始氧化後，承受壓力時自律神經容易失衡。這時維生素B群若不夠，就難以製造出神經傳導物質，使自律神經難以維持平衡，所以才會建議大家攝取維生素B群。

但是從維生素B群能夠預防糖化與氧化的角度來看，維生素B群不足會促進糖化、產生糖化終產物、導致氧化，再加上維生素B群不足也會造成氧化，形成萬惡的根源。**因此造成身體不適卻查不出原因，都可能源自於維生素B群的不足**。但是這個消息還鮮為人知，一般人仍以為維生素B群不過是用在眼睛、肩膀與腰部疼痛上的營養素。

前面已經反覆強調過菸鹼酸（維生素B_3）的重要性，而維生素B群中的維生素B_1、B_2、菸鹼酸、B_6、葉酸（B_9）與B_{12}則會在互助合作的情況下發揮效用。

雖然僅補充特定種類也會有相應的效果，但是最合理的方法還是一口氣全部攝取。**尤其是腸內菌叢失衡時，體內的維生素B群會急遽減量**。市面上售有混合型的健康食品，這類商品也是一種不錯的選項。

維生素C

多次少量攝取比一次攝取大量維生素C更有效

人體會對壓力產生反應的系統有內分泌系統與神經系統，雙方都會使用腎上腺來對抗壓力。

內分泌系統的運作是在感到壓力時，由腦下垂體分泌出名為ACTH的荷爾蒙，藉此要求腎上腺皮質分泌皮質醇以對抗壓力。

另一方面，自律神經會透過腎上腺髓質，要求腎上腺分泌出腎上腺素，這就是對抗壓力用的神經系統。

嚴格來說，自律神經在抗壓方面只有發揮這點功效而已，但是其與荷爾蒙互相影響，因此將兩種壓力反應都視為自律神經的反應也沒錯。身體產生這兩種反應對抗壓力時，最重要的就是維生素C。

維生素C能保護腎上腺皮質與腎上腺髓質。

許多身體組織都含有維生素C，含量最高的是腎上腺、調節自律神經荷爾蒙的腦下垂體、大腦等，眼睛裡的水晶體同樣有高濃度的維生素C，因此維生素C不足時就可能引發白內障。

維生素C是水溶性維生素，必須特別講究攝取方式才能提高效果。**最重要的關鍵是，不要一口氣攝取大量，要少量多次慢慢攝取**。一次攝取大量維生素C雖然能夠提高血中濃度，但是隨著尿液排出的量也會跟著增加。因此最有效率的攝取法，就是每次僅攝取身體吸收得了的量。

但是維生素C吸收量因人而異，且差異幅度很大，有些人只攝取一公克就馬上排氣或腹脹，這就是吸收不了的警訊。但是有些人的腸道狀況不錯，攝取二公克也不用擔心。

這裡建議的攝取方式，是每兩個小時服用二〇〇～五〇〇mg的營養食品，因為我們沒辦法透過檸檬等食材攝取到這個量。

減輕壓力，保護腎上腺

近年腎上腺疲勞這個概念開始引起關注。慢性壓力會使腎上腺疲憊，降低身體的抵抗力。

腎上腺沒辦法正常分泌出皮質醇時，會演變成低血糖值或是爆發過敏症狀。分泌不出腎上腺素時，也會提不起勁、出現憂鬱症狀。

但是腎上腺疲勞的初期症狀，卻是為了對抗壓力分泌偏多的皮質醇與腎上腺素，因此會覺得自己身體狀況不錯，不必睡很多就能夠在工作上全力以赴。

這樣的情況維持一年左右，身體就會因為承受不了腎上腺疲勞，開始出現五花八門的症狀。很多憂鬱症都是循著這個流程發作的，所以請各位特別留意。想要維護腎上腺健康，只能盡量減輕壓力，也就是說，要打造出健康的自律神經，才不會對腎上腺造成負擔。

維生素D

缺乏維生素D是冬季憂鬱的原因之一！

第三章也有稍微提到，攝取維生素D能夠增強腸黏膜的結合，有助預防腸漏症。

近年也有研究報告指出維生素D與大腦的關係。

其中最具代表性的就是季節性憂鬱症，例如有些人每逢冬季就會產生憂鬱症般的症狀，一般都稱作「winter blue」或「冬季憂鬱」。

這是日照時間變短引起的，以二〇～三〇幾歲女性居多。想當然耳，這種病例多半出現在北歐，赤道至緯度三〇度之間的熱帶地區則沒出現過。

一直以來都推測原因是日照時間太短，擾亂體內血清素與褪黑激素等的平衡所致，但是近年發現**一大原因是缺乏維生素D**。

人體會在接觸到太陽紫外線時生成維生素D，這個作用在冬天時當然會變差，體內的維生素D濃度也會減少。雖然還在假設階段，但科學家認為這可能與冬季憂鬱有關。

我有位患者也是每年一入秋就會出現憂鬱症般的症狀，因此我便開立維生素D給他服用，以預防冬季缺乏維生素D。

赤道上很多居民每天幾乎都是全裸生活，科學家用他們的血液中檢測維生素D後，發現濃度高達五〇ng／ml。日本人則幾乎都是一〇～三〇ng／ml。

人類的膚色愈往北愈白，這是身體需要維生素D所致。因為膚色愈深愈能阻隔紫外線，使其難以到達體內。更何況所在地愈北邊，接觸到的紫外線就愈少，因此身體當然難以製造出維生素D。所以黑色人種多分布於赤道附近，中緯度則為黃色人種，高緯度則以白色人種居多。

維生素D可預防感冒與流感

以前美國有很多黑人罹患肺結核。肺結核通常是在免疫力降低時才會發病，所以普遍認為主因是當時黑人生活水準低落所致。

但是許多生活水準與白人無異的黑人，不僅也會罹患肺結核，還很容易演變成重症。也就是說，黑人容易罹患肺結核的原因不只是免疫力的問題。

試著檢測雙方的維生素D濃度時，發現黑人的濃度比白人低了許多。原來是生活在相同緯度的地區時，黑人的紫外線吸收率較差，較容易缺乏維生素D，這引起了人們重視起維生素D與免疫之間的關係。

二〇〇〇年之後，憂鬱症、自閉症、帕金森氏症、過敏疾病與維生素D之間的關聯性，也開始受到世界的矚目。

舉例來說，**冬季比較容易感冒，同樣是因為維生素D不足造成**。人體內的維生素D濃度通常會在春季到夏季間提高，在冬季下降。

事實上，有個實驗人數達數百人的研究。學者讓實驗對象分別服用安慰劑與維生素D，結果發現服用安慰劑的人在冬天比較容易感冒。

另一方面，飲用維生素D的人雖然也會感冒，但不會因季節性的變動，在冬天變得特別頻繁。於是隔年學者又請實驗對象飲用高濃度維生素D，結果發現幾乎沒人感冒。

學者也在小學生身上做了相同的實驗，發現**服用維生素D的兒童，沒人罹患流感**。

也就是說，冬季容易感冒不是寒冷與乾燥所致。

雖然冬季環境確實會促進病毒繁殖，但是夏季同樣有病毒，只是夏季的紫外線會幫助生成對抗病毒的維生素D，進而提高了免疫力。

因此想預防冬天產生症狀，就應在夏天接觸充足的紫外線。但是很多人會擦防曬、撐陽傘躲避紫外線，尤其是女性特別嚴重，因此就會發生常態性的維生素D缺乏。

我的診所會檢測病患血中維生素D的濃度，必要時會藉健康食品維持最適當的濃度。很多病患會服用維生素D以預防冬季的流感，結果連隔年的花粉症都改善了。現在包括我自己在內的營養療法醫師，都認為維生素D是對抗花粉症不可或缺的營養素。

吃魚時要吃內臟

近年孕婦缺乏維生素D的情況特別嚴重，因此嬰兒出生時也連帶著維生素D不足，

結果出現愈來愈多骨骼異常的「佝僂病」。

佝僂病在以前多半出現在日照時間短的日本東北地區，或是營養不良的小孩身上。現在病例的增加，源自於母體缺乏維生素，再加上有遮陽功能的嬰兒車等普及化，讓嬰兒的身體無法生成維生素D。

兒童花粉症的增加，同樣也與缺乏維生素D有關。事實上，很多病例都是透過攝取維生素D，獲得極大改善。

魚的內臟富含維生素D，所以建議把小魚干與鰤仔魚當成零食，或者是吃柳葉魚或秋季秋刀魚的內臟。魚的內臟有豐富的omega-3脂肪酸——EPA等，強身效果很好。

健康食品的效果則依原料而異，我在服用的維生素D原料為鱈魚魚肝油，因此效果很好，當然也能同時攝取到豐富的EPA等。

另一方面，便宜的維生素D健康食品原料其實是羊毛。製造商會將無法製成毛線的羊毛洗乾淨，接著用紫外線照射以增加維生素D後，再萃取成健康食品。當然整個流程都做好衛生管理，品質不成問題，但是**效果還是比魚內臟萃取出的維生素D要差**。

維生素D能夠製造抗菌胜肽

很多人異位性皮膚炎的症狀每逢冬季就惡化。

維生素D也有製造抗菌胜肽（antimicrobial peptide，小型蛋白質）的功能，因此冬季時體內維生素D濃度降低，抗菌胜肽會跟著減少，身體的抗性自然會變差，讓人變得容易感冒。異位性皮膚炎大多會在冬季惡化，目前也發現惡化的原因與維生素D缺乏有關。原本認為異位性皮膚炎的惡化源自於冬季的乾燥，但是自從科學家將焦點轉移到維生素D後，就發現了新的事實。

最初是蒙古首都烏蘭巴托有位科學家，發現皮膚的抗菌胜肽每逢冬季就會減少。冬天的烏蘭巴托與日本一樣，日照時間都很短，因此皮膚上的抗菌胜肽——β-防禦素減少，皮膚壞菌則增加了，所以才會容易發炎並導致異位性皮膚炎惡化。

此外感冒時出狀況的部位多半是上咽頭（鼻腔與喉嚨之間），也就是說，病毒或細菌入侵口腔才會導致感冒。病毒或細菌入侵上咽頭時，抗菌胜肽就會馬上出來攻擊入侵者，避免其入侵至體內。

有個與上咽頭相關的疾病叫做膿胸，這類病患的口腔葡萄糖濃度都很高，進一步調查這個狀況後，發現甜味的刺激會抑制抗菌胜肽生成，使身體變得非常容易遭受感染。因此就算沒有罹患膿胸，也應想辦法去除甜味對口腔的刺激。

相反的，能夠幫助維生素D製造抗菌胜肽的，則是苦味的刺激。因此飯後喝一杯綠茶或咖啡滋潤上咽頭，能有效預防感冒。

鐵質

人體經常缺鐵

接下來一起認識礦物質吧。鐵質是最重要的營養素之一，所以請容我多花一些篇幅說明。

鐵質屬於特殊礦物質，因為鐵質以外的礦物質都會透過腎臟排出體外，以避免在體內過度累積，但是**鐵質卻沒有排出路徑**。因為人體總是在缺鐵，所以身體產生出積蓄鐵質不排出的機制。

請各位回想國中理化，原子有時候會轉變成帶電的離子，性質分成帶正電的酸或是帶負電的鹽基。

地球誕生時的空氣中含氧量很低，所以鐵的性質為二價（Fe^{2+}），但是植物誕生後增加了氧氣量，氧化後的鐵就變成三價（Fe^{3+}）。

二價鐵比較適合生物運用，氧化的三價已經生鏽了，身體很難攝取。

舉例來說，**一般認為富含鐵質的菠菜與鹿尾菜等都屬於三價鐵，所以難以吸收**。

因此人體才容易缺鐵，只好進化成一旦進入體內就不再排出的機制。

儘管如此，人類在狩獵社會中還是可藉肉食補充大量鐵質，直到農耕社會改以穀類為主食，才演變成經常缺鐵。

事實上，根據一九九七年的ＷＨＯ報告，**全世界有二〇億人處於較明顯的缺鐵狀態**。

此外國外很有名的營養學教科書《人類營養學》（*Human nutrition*）中也提到，缺鐵是個非常嚴重的問題。

ＷＨＯ建議孕婦與兒童強化鐵質攝取，歐美還有國家會在麵包與義大利麵等日常食物中增加鐵質。

另一方面，食肉量普遍較少的日本卻沒意識到這個問題，但是日本的缺鐵問題，或許已經嚴重到可以稱為國民病了。

維持肌肉與體溫時不可或缺的鐵質

鐵質的一大重要功能，就是可用來製造體內蛋白質「血紅素」，而血紅素最重要的功能就是抓住氧氣。

從肺部吸進體內的氧氣，會被血紅素帶著跑遍全身上下，成為身體能量的材料。因此鐵質不足時體內輸氧量就會變差，讓身體變得疲憊、容易喘。

另一項很重要的蛋白質——肌紅素也含有鐵質，肌紅素是肌肉使力的來源，因此有貧血傾向的人往往連瓶蓋都轉不太開，走路時也不知不覺間需要抓著扶手。

含鐵的酵素有發熱的功能，因此缺鐵會造成體溫下降，引發手腳冰冷等問題。

近年開始注重提升體溫的重要性，因此有人會使用暖手袋或暖暖包，但是想要提高體溫，最重要的還是驅動產熱的酵素，也就是必須攝取充足的鐵質。

現代人對鐵質的知識較淺薄，通常認為只要血紅素數值正常，就不需要另外補充鐵質。

沒有鐵質無法製造荷爾蒙

身體缺鐵時會發生心悸、眩暈、肩膀僵硬、頭痛等症狀，有時還會出現瘀青、牙齦出血、掉髮等問題。

缺鐵者的一大特徵是喜歡吃冰塊，而且不是含在口中溶解，是用牙齒喀嚓喀嚓地咬碎。缺鐵者似乎會想咬硬質食物，所以也有很多人愛吃仙貝，更甚者連砂礫都咬。

此外缺鐵也比較容易出現精神上的症狀，例如：缺乏專注力、焦躁、食慾不振、憂鬱等，這部分就與腦神經細胞——神經元有關。

神經元沒辦法直接透過血液攝取營養。營養必須經過血腦障壁的把關，唯有安全物質才能夠進入中樞神經。而血腦障壁中負責守門的細胞叫做星形膠質細胞（astrocyte），負責傳輸鐵質。

罹患阿滋海默症的大腦，可發現鐵質累積變黑的情況，所以有學者認為可能是鐵質有礙大腦所致。但是鐵質就累積在星形膠質細胞，因此問題應該出在星形膠質細胞沒辦法繼續把鐵質輸送給神經元。

神經元非常渴望鐵質，但是鐵質卻卡在星形膠質細胞中，讓神經元陷入缺鐵狀態，因此如何改善這部分，就成了治療阿茲海默症時的一大重點。

此外多巴胺、去甲基腎上腺素、血清素、褪黑激素等神經傳導物質，都是需要鐵質才能生成，這些物質若不足，就容易喪失滿足感與幸福感，出現缺乏專注力、憂鬱症與睡眠障礙等症狀。

由此可知，光是缺鐵，就會出現這麼多自律神經症狀。

從身體原理來看，女性較易缺鐵

男女出生一年內都屬於成長期，身體需要大量鐵質，這時使用的鐵質都是從母體中取得。因此母體缺鐵時，生出的嬰兒缺鐵風險也很高，容易發生健康方面的問題。

此外，**女性初潮大約是十三～十八歲之間，不管飲食多麼均衡，體內鐵質一定會不足**。

更何況許多女性在這個時期特別重視減肥，就算大量運動也不願意吃肉，因而無法改善缺鐵狀態。

據說生理期造成的平均出血量為六〇ml，含鐵量約三〇mg。假設生理期週期為三〇天一次，平均一天就流失了一mg的鐵質。

而且鐵質每天都會透過糞便、尿液與汗水流失一mg。整天飲食中所攝取到的鐵質量通常為一mg，因此女性的食肉量若未達男性的兩倍，體內鐵質濃度將會不斷減少。

另一方面，沒有從事激烈運動等的男性，體內含鐵量可維持不變，因此男性比較不容易缺鐵。鐵質濃度不夠時通常可懷疑是否為身體某處有出血，例如：痔瘡、胃炎或癌症等。醫師若沒有這項認知，很可能會忽略重大疾病。

鐵蛋白代表鐵質的儲蓄量

一般診斷貧血會依據紅血球、血紅素與血球比容值（血比容）這三項數值，這三項出現異常時，只要沒有出現其他疾病的疑慮就會診斷為貧血。

但是最重要的是表示鐵質儲蓄量的鐵蛋白。

鐵質儲蓄量＝鐵蛋白減少時雖然不會對血紅素造成影響，但是能夠進入身體組織與酵素中的鐵質會減少。組織缺鐵會使膠原蛋白變硬，引發肌腱問題。

舉例來說，有位B女士有腳掌疼痛的症狀，由於腳掌有許多肌腱，缺鐵時容易感到疼痛。因此女性產後特別容易罹患腱鞘炎。

從B女士的血液檢查報告可以看出，紅血球、血紅素與血球比容值都很正常，但是鐵蛋白卻非常低，明顯有缺鐵的問題。

我讓B女士服用含多量鐵質的健康食品後，後續追蹤檢查確認了紅血球、血紅素與血球比容值都沒有變化，但是半年後鐵蛋白增加至兩倍，九個月後增加至四倍，腳掌也完全不痛了。

女性的血紅素只要達一一．四公克以上，就不會被診斷為貧血。但其實很多人像B女士一樣，所以我面對血紅素達標準值的病患時，同樣會給予鐵質處方，結果確實改善了許多症狀。

鐵質攝取基準值缺乏可信度

健康檢查中的「基準值」，是指落在整體九五％範圍內的數值。也就是說，如果這九五％裡含有營養出問題的人，那麼參考這項基準值時，就診斷不出營養不足的問題。

女性的缺鐵問題更是如此。日本女性的食肉量，約為美國女性的四分之一～七分之一，但是健康檢查卻不會特別指出缺鐵或貧血問題，這是因為**所有接受檢查的人當中有太多缺鐵，所以就算缺鐵也符合基準值，當然診斷不出這些問題**。

每位醫師都學過，「鐵蛋白」會反映鐵質儲蓄量，但卻很少人會檢查這一項。就算檢查了也會因為基準值太偏頗，而無法做出正確的診斷。

舉例來說，從主要的四間健檢公司公布標準來看，A社的女性鐵蛋白基準值為四～六四・二、B社為五～一五七、C社為三・六～一一一・四、D社為五～一二〇，從這四組數值來看，根本看不出哪個範圍內才叫正常。

其中最值得留意的是A社的上限值六四・二，這是因為協助建立基準值的受雇人員年輕還有生理期，所以本身的鐵蛋白量很少。

而其他公司則包含停經之後的女性，所以上限值自然會提高。就像這樣，即使檢查出來的數值符合基準值，也不代表體內的營養量正常。

人體必須儲蓄大約一〇〇〇mg的鐵質，其中鐵蛋白約為一二〇mg。由此可知，只要鐵蛋白的數值達到一二〇mg就代表體內鐵質充足，但是根本沒有女性能夠達成。

反過來說，女性要是真的達到一二〇mg，就要懷疑是不是生理不順等炎症性問題造成鐵蛋白上升，事實上詢問女性「生理期是否正常」時，不少人都回答「停經了」。

不能隨便判斷鐵質攝取量是否充足

我正式踏入正確分子療法的領域是在一九九八年，當時我曾檢查過自己的鐵蛋白含量，結果得到的數值是七七mg，以男性來說偏低。事實上我平常有運動習慣，也有異位性皮膚炎等症狀。

所以我就開始服用血基質鐵的健康食品，一天吃四顆膠囊，結果鐵蛋白順利上升至二四〇mg後，提升的速度就變慢了，最後停在二八〇mg。

在這之後，我就算只吃一顆膠囊也會排出黑便，也就是說我的身體含鐵量已經足夠，不需要再藉健康食品補充了。鐵蛋白提升之後，我的身體狀況大幅改善，每天早上起床都覺得神清氣爽。

但是服用一般醫院開立的鐵劑時，幾乎所有人只要一顆就會排出黑便，因此會錯以為自己體內的鐵質已經足夠，但是請各位了解，這其實代表身體沒辦法順利吸收補充的鐵質。所以在補充鐵質的時候，也應請醫師協助檢查鐵蛋白的數值。

若不想利用健康食品攝取鐵質，至少也要每天食用牛排。由於食物中的鐵質含量與加熱無關，因此可以依自己喜好去調理，只是要持之以恆卻是一大難事，所以搭配健康食品才是最合理的方式。

一定要讓吃進的鐵質經過小腸

藉食物或健康食品攝取鐵質後，多餘的部分都不會被吸收，而是隨著排泄物排出，不必擔心攝取過量的問題。但是透過靜脈注射或輸血補充的鐵質卻很容易過量，請特別留意。

負責吸收營養的小腸，會透過名為「絨毛」的黏膜攝取養分，展開後的面積約等於一個網球場。絨毛的細胞中含有大量鐵質，鐵質有過剩的疑慮時，絨毛就會帶著鐵質剝落，與糞便一起排出體外。因此只要攝取的鐵質有經過腸道，就不怕攝取過量的問題。

但是注射鐵質等於無視這層調節機制，當然也容易過剩。體內鐵質過量時會附著在肝臟，稱為「血鐵沉積症」，嚴重時會導致肝功能惡化。

因此藉健康食品補充鐵質時，建議補充到排黑便時即可。沒有服用健康食品時，光是吃菠菜等就排出黑便，則可能是鐵質沒有被身體吸收的警訊，所以還是建議各位透過動物性蛋白質攝取鐵質。

要增加鐵質攝取量，吃肉類、魚肉比菠菜更有效

由於鐵質難以吸收，所以要特別注意攝取方法。

如前所述，腸內壞菌與念珠菌都很喜歡鐵質，鐵質進入腸內會造成壞菌繁殖，導致腸胃不適。大量服用一般鐵劑時，身體頂多吸收一小部分而已，剩下的都變成壞菌的糧食。

這裡最重要的是攝取血基質鐵。肝臟、紅肉、鮪魚等動物性蛋白質所含的就是血基質鐵，菠菜、鹿尾菜、梅乾等植物性鐵質則是非血基質鐵。

血基質鐵很好吸收，非血基質鐵則不好吸收，容易循著腸道流失。**例如菠菜中的鐵質中只有一%會被身體吸收，但是豬肝裡的血基質鐵吸收量則達菠菜的一三倍**。

這是因為血基質鐵擁有專屬的路徑，才會這麼好吸收。

鈣質、鎂質等礦物質都會透過小腸黏膜進入體內，透過載體運輸至各處，但是鐵質卻有專屬的載體，而且還只運送血基質鐵而已。這就好比其他礦物質都搭巴士，只有血基質鐵搭乘專屬計程車一樣。

人體非常需要血基質鐵，擁有一旦吸收就不排出的機制。因此從動物性蛋白質攝取血基質鐵時，就不怕被腸內壞菌搶走，能夠被身體大量吸收。

此外，錠劑或健康食品的血基質鐵都是用豬血等製成，所以最初將血基質鐵製成商品的，正是日本伊藤火腿的關係企業（現ＩＬＳ）。由於製造火腿的過程中會產生豬血，集團為了充分利用才製造這項商品。

血基質鐵錠劑與健康食品的原料費很高，因此售價也貴得出乎預料。有時儘管標榜含有血基質鐵，卻以一般鐵質居多，而價格特別便宜時也多半是非血基質鐵，必須特別留意。

藉乳鐵蛋白吸收多餘鐵質以整頓腸道環境

吸收不完的鐵質會順著腸道流失，有可能會被壞菌搶走，所以建議搭配乳鐵蛋白食用。乳鐵蛋白是母乳（尤其是初乳）中富含的蛋白質，擁有強烈的鐵質吸附作用。

為什麼母乳會有較多乳鐵蛋白呢？嬰兒待在子宮時是無菌狀態，出生過程中會吃到陰道中的成分，這時的嬰兒還沒辦法分泌胃酸，所以連大腸桿菌等壞菌都會一併吞進肚中，當然，陰道內的好菌也會一起進入。

所以身體自動發展出乳鐵蛋白，如此一來，餵食含有乳鐵蛋白的母乳時，就不怕鐵質被壞菌搶走，能夠抑制繁殖。另一方面，好菌不太需要鐵質，所以就能夠打造出只有好菌增加的良好循環。

因此母乳寶寶的糞便中有較多的好菌，聞起來酸酸的不臭；配方奶中的乳鐵蛋白很少，使壞菌與中間菌得以繁殖，因此聞起來就是一般的糞便臭味。由此可知，人體的生育機制都經過極其精巧的安排。

母乳非常重要，有個嬰兒在兩個月大時診斷出異位性皮膚炎，為了改善症狀，便請母親大量服用鐵、鋅、維生素B等營養食品，藉此改善嬰兒的體質。

結果真的調理出理想的母乳，嬰兒的皮膚也在一個月後恢復光滑。

就算長大成人，也可以透過攝取乳鐵蛋白改善腸道，調節自律神經。

乳鐵蛋白是蛋白質的一種，所以很快就會被胃酸分解，因此**單獨服用時建議選在胃酸較少的空腹時**。但主要目的是促進鐵質吸收時，選在飯後與鐵質健康食品一起服用會更有效果。

順道一提，某間公司讓員工服用自家生產的乳鐵蛋白健康食品後，發現這種商品兼具減肥效果，所以就當作減肥健康食品上市。乳鐵蛋白之所以有這種功效，是基於下列要介紹的作用。

藉乳鐵蛋白削弱壞菌後，好菌的勢力增強，改善了腸黏膜的狀態，使造成炎症的細胞激素難以進入體內。

若細胞激素進不了體內，細胞脂肪就不會發炎，肌肉活動也會更靈活。此外肝臟功能也會跟著提高，促進醣質代謝、減少脂肪合成，當然能夠達到減肥效果。

此外最近也發現腸內有種細菌會誘發肥胖，這些細菌也歸類在渴望鐵質的壞菌當中，因此服用乳鐵蛋白也有助於抑制這類細菌的活性。

脂質

最應攝取的脂質就是omega-3脂肪酸

第三章也有提到，脂質也是體內很重要的因子。

身體會藉由燃燒脂質供應生存所需能量，此外脂質還具備製造細胞膜的重要功能。從細胞膜去除磷脂分子後，就剩下筆直的支架與彎成く字型的支架。伸直的就是豬油這類飽和脂肪酸，く字型的則是植物油中富含的不飽和脂肪酸。

細胞膜主要是由磷脂構成，く字型的通常是omega-6亞油酸的花生四烯酸（Arachidonic acid），或是omega-3型魚油富含的EPA（二十碳五烯酸）、DHA（二十二碳六烯酸）等。但是通常都是omega-6居多，因此大部分日本人的細胞膜磷脂，都含有大量的花生四烯酸。

日本人自古就**盡量避免攝取亞油酸，並大量食用omega-3型的α-亞麻酸、魚油，最後才會形成日本人特有的細胞膜**。

這裡的最大問題在於兩者間的平衡。沙拉油與菜籽油等各式各樣的油都包含omega-6脂肪酸，因此不必刻意去攝取，反過來還可能得想辦法減少。

肉類中同樣含有少量omega-6脂肪酸，但是大部分都屬於飽和脂肪酸，是非常重要的能量來源，因此建議不要從減少吃肉這方面著手。

omega-3型的油品有紫蘇油、亞麻仁油與魚油等。為什麼魚油會富含omega-3的ＥＰＡ呢？因為魚會透過浮游生物（植物性海藻等）攝取α-亞麻酸。

植物性浮游生物會被動物性浮游生物（水蚤、磷蝦）吃掉，而動物性浮游生物則會被小蝦子等吃掉，小蝦子被小魚吃掉，小魚被大魚吃掉——因此愈大型的魚類含有愈多的ＥＰＡ。

很多人都誤以為ＥＰＡ是魚身體製造出來的，但其實源自於植物性浮游生物。青魚的ＥＰＡ很多是因為牠們捕獲了大量含有ＥＰＡ的獵物。

EPA可以抑制身體炎症

這裡要再次強調——omega-3脂質有助於抑制身體炎症。

一般聽到炎症通常會聯想到發燒、發癢、鼻炎等，但是目前已知，炎症也會對大腦產生影響。

普通的細胞會透過血液直接獲取營養，如果血液中含有毒素，就會對大腦造成危險。因此大腦有個叫做血腦障壁的關卡，由星形膠質細胞負責守門，只會將必要的營養素輸送給神經元。

但是細胞膜中有太多omega-6亞油酸的花生四烯酸時，就很容易引起炎症並傷及血腦障壁，讓不好的物質進入腦中。前面提到過腸黏膜變脆弱時，會發生放行不好物質的腸漏症，大腦發生炎症時一樣有這種問題，就叫做「腦漏症（Leaky brain）」。前面已經介紹過好幾次，慢性炎症多半源自於腸道問題，考量到腸漏症與腦漏症之間的關聯性，若想要改善大腦問題，也要想辦法同時改善腸道。

另一方面，omega-3型的ＥＰＡ，會分泌出抑制炎症的物質，因此細胞膜裡有大量

ＥＰＡ的人，很快能壓制住炎症。

體內ＥＰＡ濃度高的時候，就算罹患感冒、花粉症、異位性皮膚炎或蕁麻疹等也會很快痊癒，被蚊子咬了也能很快就沒事。相反的，體內花生四烯酸過多時，這些症狀就會拖很久。

此外，細胞膜中的ＥＰＡ與ＤＨＡ增加，還能在治癒炎症的同時達到清血效果。血液不容易凝固時，就不會卡在血管裡，能夠降低腦梗塞等的風險。

近年已知ＥＰＡ與ＤＨＡ會分泌出一種物質，性質就如同抑制炎症的藥物，也就是說，體內有豐富的ＥＰＡ與ＤＨＡ時，不僅能夠改善已發生的炎症，還能預防發生新的炎症。

ＥＰＡ比止痛藥或類固醇更好

很久以前我們就知道，糖尿病患者會有輕微的炎症，並導致血糖值進一步升高。此外，憂鬱症患者中，許多人也有炎症的問題。

治療憂鬱症非常困難，有些人服用了一般抗憂鬱藥物也遲遲無法見效，但有時改服用止痛藥卻能見效。

有學者推測，這是因為止痛藥能夠治療炎症，讓血腦屏障維持正常功能，避免有害物質進入大腦。這類病患使用的市售藥物，以散痛舒錠（SEDES TABLETS）與止痛藥（Naron ACE）居多。

但是止痛藥有副作用，可能導致胃炎、血液難以凝固、容易出血等症狀。面對戒不掉止痛藥的患者時，我會先請對方改善攝取脂質的方法，增加細胞膜中的EPA。

此外，代表性的炎症之一「異位性皮膚炎」，通常是用類固醇型的抗炎症藥物治療。這種藥物效果很好，許多人用了之後馬上有所改善。當哮喘或是咳得太嚴重，也會使用類固醇。

類固醇能夠同時消除炎症發展過程中的反應，以及身體抑制炎症的反應，所以非常有效，但副作用是會造成身體難以分泌抑制物質。

受花粉症所苦時，用類固醇眼藥水或鼻炎藥物等改善之前，請先多加攝取EPA。

雖然強化EPA的攝取無法立即見效，但是日常中仍應多吃魚，一點一滴慢慢增加細胞膜中的EPA。

順道一提，非類固醇型的抗炎症藥物也不斷進化中，市面上已經有藥物能夠僅抑制造成炎症惡化的物質，而且副作用較小。

以前的抗過敏藥會同時抑制「惡化．身體抑制炎症」的反應，因此會出現想睡、口乾等各種副作用，新型的藥物則可以僅對抗「惡化」，大幅減少副作用，適合駕駛員等必須保持專注的職業。

中鏈脂肪酸是高效的身體能源

前面介紹過用脂質製造的酮體，是大腦與身體的重要能源。身體吸收椰子油等中富含的中鏈脂肪酸後，會以極佳的效率轉變成酮體。一般食材中的脂質稱為長鏈脂肪酸，「長鏈」是指碳原子組成鏈的數量，十二個以上就是長鏈的脂質，像亞油酸、EPA、肉類的油等都是長鏈脂肪酸。

中鏈脂肪酸是由六～十二個碳原子組成，屬於中等長度。四個以下就稱為短鏈脂肪酸，是奶油等中富含的脂質。

小腸黏膜會依碳原子數量判斷脂質的吸收，長鏈脂肪酸與其他營養素不同，是由淋巴管負責吸收，繞過肝臟通往全身各處，並在短時間內成為全身組織與器官的能源。

中鏈脂肪酸會直接通往肝臟轉化成酮體，以極其安全且好運用的型態供應給全身。目前已知，大腦酮體濃度高時，會優先消耗酮體當作能源。雖然醫學生時代曾學過「酮體濃度高對腦部危險」，但這只是典型的「典範轉移」。

此外，負責產生能量的線粒體則需要脂質當作養分。但是長鏈脂肪酸要經過幾個階段才會進入線粒體，中鏈脂肪酸則可直接進入，因此效率非常好。

長鏈脂肪酸進入線粒體時，最重要的物質是「肉鹼（carnitine）」，這種物質可以說是負責將脂質載進線粒體的貨車。

若肉鹼量減少，身體就沒辦法好好運用脂質，變得容易疲憊且易胖。製造肉鹼時最重要材料就是維生素C與鐵質，所以必須充分攝取這兩者。

從這個角度來看，可以發現，缺乏肉鹼也能夠運用的中鏈脂肪酸＝酮體有多麼重要。

此外，我們從以前就知道，酮體中的β-羥丁酸有對抗癌症、帕金森氏症、阿茲海默症與老化等的功效。

生酮飲食也能有效控制癲癇

一般認為，大腦沒有醣質就無法運作，但這完全是誤解，醣質減少造成思考變遲鈍，是因為大腦能源對醣質成癮所致。

尤其是自律神經失衡的人，這種傾向更明顯，他們若突然開始限醣會變得無法思考，身體也會變差。也就是說，造成問題的不是限醣，而是必須循序漸進。

近年從限醣飲食中延伸出了生酮飲食，愈來愈多人想讓身體九〇％的能量都源自於脂質，所以選擇生酮飲食。

酮體有助增加抑制身體亢奮、讓心情平靜的γ-氨基丁酸。近年市面上也出現含有γ-氨基丁酸的巧克力，但是這種γ-氨基丁酸是進不到大腦的，從增加酮體方面著手的效果遠比這種攝取法好。

現代也將生酮飲食運用在治療癲癇上。癲癇是指腦神經細胞異常亢奮，導致痙攣、昏倒等症狀，斷食後症狀就會穩定下來。癲癇的原因長年來都是個謎，到了二〇一〇年代才正式解開。

斷食達一定時間時，身體會開始消耗葡萄糖，同時從脂質演變出來的酮體也會逐漸增量，另外也可以攝取中鏈脂肪酸以增加酮體。

酮體進入大腦後，身體就不太會分泌麩胺酸。癲癇是麩胺酸過多造成腦神經細胞亢奮的疾病，所以斷食或生酮飲食有助改善症狀。

另一個方法則是用屬於短鏈脂肪酸的奶油補充能量。

多吃富含中鏈脂肪酸的椰子

增加酮體的方式可概分為兩種，辛苦方式是絕食，輕鬆的則是限醣＋椰子油。

椰子油裡富含中鏈脂肪酸，不管體內醣質如何變動，都能輕易變成驅動大腦與身體的能量，也就是說，是種能夠幫助自律神經穩定的油品。

此外，椰子油裡的醯辛酸，能溫和地殺死體內雜菌。母乳中同樣富含醯辛酸，因此嬰兒飲用母乳後，會降低雜菌與腸內念珠菌的活性，達到抑菌作用。

椰子油還含有能夠對抗病毒的物質——月桂酸，冬季將椰子油溶開後拿來漱口非常有效。

此外，**不喜歡椰子油的人，可改吃椰子奶油**。我以前也都會使用椰子油，但是獨特的香氣和脂肪口感有點難以入口，但椰子奶油就順口多了。

椰子奶油的原料只有椰子，只是因為外觀像奶油，才稱為椰子奶油。椰子奶油是用椰子果肉的白色部分製成，纖維非常多，能帶來飽足感。椰子奶油是富含椰子油的塊狀物，雖然熱量很高，但很快就會燃燒掉，不必特別在意。

我會在空腹的時候舔食約兩匙的椰子奶油，幾分鐘後就會化為酮體進入大腦，像這樣善用椰子奶油讓酮體驅動大腦時，就算血糖值下降也完全沒問題。

將含有 omega-3 脂肪酸的胡桃敲碎撒在椰子奶油上，就成了最好的營養食物。

鈣、鎂、鋅

應注意攝取的三種礦物質

其他還有三種應特別留意攝取的礦物質：

- 鈣
- 鎂
- 鋅

「焦躁是因為缺鈣」，自以前就有這種說法，這是因為**鈣是人體調節機能的源頭**，

可以說是「天然的精神安定劑」。

舉例來說，細胞在製造荷爾蒙時就需要鈣，鈣會大量進入細胞裡，促進血清素與γ氨基丁酸等物質的分泌。

為了讓鈣能迅速進入細胞內，細胞內外的鈣濃度差異很大，外部的鈣濃度約為細胞內部的一萬倍。身體缺鈣時內外濃度差異會變小，過多時會導致細胞功能衰退。

負責調節鈣濃度的則是鎂，因此平常必須同時攝取鈣與鎂。

以前都說鈣與鎂的攝取黃金比例為二：一，但是近年發現，鎂較少反而會出問題，所以也有見解是一：一。不管選擇哪一種，重點在於必須同時攝取這兩種礦物質。

鋅也是人體承受壓力時容易消耗的礦物質，尤其是男性更應特別留意。在承受壓力的狀況下還攝取醣質與酒精時，會大量流失鋅。

因為攝取醣質後體內會分泌胰島素，胰島素裡就含有大量的鋅，鋅若減少，胰島素調節就無法正常運作，使血糖值變得容易升降。此外，身體在代謝酒精時，同樣會大量消耗鋅。

櫻花蝦、小魚乾、沙丁魚乾等都含有大量的鈣。

其中**小魚乾與沙丁魚乾還擁有許多鎂，此外海參、昆布、海苔與納豆**等同樣富含鎂。所以食用海鮮與海藻，就能同時有效攝取兩者。

含有大量鋅的食材有牡蠣、海鞘等貝類以及豬肉、牛肉，建議積極攝取這類食物。

第五章

今天開始執行！調整自律神經的一〇大習慣

調整自律神經的四大重點

確認含醣量

這裡再複習一下，想要吃出健康自律神經時要遵守下列四大重點：

①避免血糖值急速攀升。

②避免每天攝取同種蛋白質。

⑲選擇能夠整頓腸道的食材。

④留意脂質的均衡度。

我們首先從①開始解說。

平常請多留意食材中是否含有醣質。

這時要確認的是醣質含量，不能只從甜不甜來判斷。

舉例來說，白米雖然只有少許甜度，但是一碗飯（一五〇公克）就含有約五五公克的醣質，約等於十四顆方糖。雖然方糖中還有葡萄糖與果糖，不能一概而論，但可以肯定的是，「白米的含醣量」很高。

在網路搜尋「食品　醣質」等就能輕易確認含醣量。此外，也可以透過食品標示確認成分，這時請確認「碳水化合物」的量。這幾乎就等於食物的含醣量。

舉例來說，我在吃的椰子奶油就分成兩份標示，平均每一〇〇公克含有一四．七公克的膳食纖維，以及二．九公克的醣質。但是一般食品的成分表中，多半只有標示「碳水化合物一七．六公克」。最理想的當然是膳食纖維多、含醣量少，所以建議在能力所及的範圍下詳加調查。

另一方面，**水果的一大問題就是「含醣量高」**，尤其日本的水果甜又好吃，光是一顆蘋果就含有約三〇公克的醣質，所以建議當成餐後甜點，稍微吃一些就好。

若真的很想吃甜食，就選擇剛才介紹的椰子奶油吃一小匙吧。不只能夠在需求範圍內獲得最低限度的甜味，還可以同時攝取優質的油，可謂一石二鳥。或者可選擇含醣量低的偏苦巧克力，取一小塊放進嘴裡淺嚐即可。

不要連續三天以上攝取相同的蛋白質

接下來介紹②。想避免對蛋白質過敏，就要**避免連續三天以上攝取相同的蛋白質**。這裡必須特別留意的是牛奶、起司、優格等乳蛋白，就算某天沒有喝牛奶，只要當天吃了優格或起司，就還是攝取了相同的蛋白質。

所以建議**每週安排兩至三天完全不食用牛奶、起司與優格等乳蛋白食物**。大豆食品亦同。就算某天不吃豆腐，若是吃了大豆一樣前功盡棄，而豆漿等飲品當然也屬於大豆食品。所以挑選時請著眼於「蛋白質來源」，只改變食品類型是沒用的。

就算每天食用大豆，也出乎意料地不容易過敏，但是在特殊過敏檢查中發現，平常有症狀的人若不好好控制，就是會過敏。

另一個要注意的是蛋。市面上有許多含蛋食品，因此很難控管攝取量，儘管如此，還是要盡量避免每天都吃蛋料理。

肉類是很重要的蛋白質來源，但是牛肉、豬肉與雞肉算是不同種的蛋白質，所以應該不太有機會連續三天都吃一樣的肉。但是**有貧血疑慮的女性，則應選擇含鐵量較高的紅肉**。

魚肉也有鮪魚、鰺魚與鯖魚等種類差異，所以可不必太在意。

調味料方面，有些人不管吃什麼都要加美乃滋，雖然成分有蛋，不過整體來說還是以脂質居多，所以影響程度極小，不太容易成為過敏原。

尤其是日本傳統美乃滋完全不含醣質，反而是很推薦的調味料，相反的，標榜低脂、低膽固醇的美乃滋，就是用醣質代替雞蛋產生濃醇口感，必須減少食用量。

食用葉菜類與堅果類攝取膳食纖維

接下來是③。想要整頓腸道環境，攝取膳食纖維同樣非常重要。腸內的好菌會吃下膳食纖維以製造身體能量，因此不管是想整頓腸內菌叢平衡，還是追求排便順暢，都應努力攝取膳食纖維。

攝取膳食纖維的一大關鍵，就是要加熱才能攝取到較充足的量。但是加熱會破壞蔬菜中的酵素，所以請依自身狀況靈活調配烹飪法，視情況決定是以膳食纖維為主還是酵素。

這裡談到的蔬菜都是葉菜類，像馬鈴薯、紅蘿蔔、牛蒡與洋蔥等根莖類都含有大量醣質，所以不算在內。至於葉菜類的話不管哪一種都可以，想吃大白菜還是高麗菜都沒問題。

不吃醣質就不飽足時，可以在用餐的最後吃點南瓜或是蒸地瓜，這時也可以沾點奶油或椰子奶油。

堅果裡也含有膳食纖維，尤其是胡桃與杏仁有外皮覆蓋的類型，更是富含膳食纖維，脂肪量也相當豐富。雖然平均一〇〇公克的胡桃就含四公克醣質，杏仁則含約九公克，但是會造成的血糖值上升幅度很小，所以不太會對自律神經造成影響。

此外，每一〇〇公克的花生含有約四公克的醣質。想藉花生攝取膳食纖維時，請盡量連皮一起吃。

omega-3的油品不要加熱後再吃

最後是④。前面已經詳細介紹過脂質，各位在選擇食品時應盡量確認是omega-3還是omega-6，並應極力避免食用含有反式脂肪的人造奶油。

近年市面上出現名為脂肪抹醬的商品，其實這也是人造奶油的一種，只是油脂達八〇%以上稱為脂肪抹醬，不到八〇%的就稱為人造奶油，因此兩者都含有反式脂肪，應盡量避免食用。

蛋糕、餅乾等西點在用的起酥油，也是含有反式脂肪的代表性脂質。近年食品成分表多半不會標出「起酥油」，而是改用「植物性油脂」表示。

油品氧化同樣不好，所以要避免食用非現炸的油炸物，但如果是每天都會換油的自助餐店等，只要炸完後馬上吃就不必擔心。在家油炸時也要盡量避免使用回鍋油。

要請各位留意，omega-3油品不耐熱。用omega-3來煮必須加熱的料理時就沒有意義了，所以像紫蘇油與亞麻仁油等都要盡量用來涼拌。

特別留意飲料

無糖蔬菜汁也要盡量避免

蔬果本來就是該咀嚼食用的，所以最好維持原型吃下。

舉例來說，一口氣喝下二〇〇ml的蔬菜汁，就會吸收一〇公克的液態醣質，雖然液態能夠加快吸收速度，似乎對身體很好，但這其實是誤解。

市售的蔬菜汁為了增加美味度，通常添加了很甜的果汁，就算成分表上寫著「無糖」等字眼，實際上仍會攝取到醣質。若真的很想喝蔬菜汁，請在家中自行打汁，立即飲用，而且不要添加任何水果。

一〇〇%果汁與乳酸飲料亦同，都會一口氣吸收進大量醣質，因此應避免攝取。尤其乳酸飲料含有乳蛋白，更應避免每天飲用。

另外還有運動飲料。市面上同樣有無糖（零熱量）的商品，但是通常會用人工甜味劑維持甜度，近年已經得知，人工甜味劑會擾亂腸內菌叢平衡，引發脂肪的合成＝肥胖。

根據動物實驗證明，真的很想喝點甜的飲料時，不如直接攝取添加砂糖的飲品，不僅能獲得滿足感，血糖值的上升也比喝這些飲料正常許多。

影響力較小的甜味劑是赤藻糖醇，這是天然糖醇的一種，與人工甜味劑不同，具體來說是像 LAKANTO'S（日本 SARAYA 公司出品的羅漢果商品）等的商品。

盡量避免飲用含咖啡因的飲料

飲料中除了有醣質，有些還含有咖啡因。咖啡因能夠活化交感神經，達到提神醒腦的效果。

生活中擺脫不了咖啡、紅茶與綠茶等的時候，會擾亂自律神經。光是「沒有咖啡因不行」這件事本身，就足以證明自律神經失衡了。

想要擁有健康的自律神經，就應盡量避免攝取咖啡因，**如很想喝時則必須趁熱喝**。

通常一杯熱飲得花一〇分鐘慢慢喝完，但冰咖啡一下子就喝完了，會讓身體瞬間攝取過多咖啡因，助長自律神經的混亂。

最近愈來愈多人飲用能量飲料，但是裡面含有大量的咖啡因與醣質等，所以請務必避免。

至於飲水則不必太在意冷熱，不過從中醫的角度來看，冰水會冷卻身體造成負面影響，所以仍應適可而止。**身體所需的水分本來就應藉由白開水攝取，若天氣冷，只要加熱就可以。**

不必限制用餐次數

很多人會在意用餐次數，但這其實是從攝取醣質角度出發的論述。**一般都說每天要吃早、中、晚三餐比較好，這樣的規律正好能夠在體內醣質快用完時進行補充。**

舉例來說，一天只吃兩餐會發生以下的問題。

早餐正常進食攝取醣質後，血糖值會先上升再下降，下降到一定程度時若不透過午餐攝取醣質，身體會分泌提升血糖值用的荷爾蒙。結果身體藉荷爾蒙提高血糖值的時候正好是晚餐時間，這時用餐會使血糖值進一步升高。

為了避免發生這種狀況，一天三餐會比較保險。

但是如果本來就採用限醣飲食，驅動大腦與身體的是酮體而非醣質時，就算一天一餐、兩天三餐、兩天一餐也無妨。

也就是說，只要有補足必需熱量與蛋白質，就不必太講究用餐次數。

若不攝取醣質安定血糖值，就不容易出現嚴重的空腹感。採用生酮飲食的人，身體能源是由酮體供應，通常不會有明顯的飢餓感，不會突然覺得很餓。

但是對醣質成癮的人很害怕吃不到東西，所以會忍不住一直吃零食。

如果能透過飲食擺脫醣質的束縛，就算到了傍晚也不會想睡，並且能保持平靜的心情享用晚餐。所以建議各位想辦法在可行範圍內擺脫醣質。

用餐時需考慮一天的均衡

擺脫醣質後身體反而變差的人，可以先從少量多餐，每餐只攝取少許醣質開始，接著再慢慢減少醣質比例即可。

在限醣飲食下若要維持一日三餐，**早餐可以選擇膳食纖維量較高的食物，以刺激腸道蠕動**。

午餐是自律神經容易失衡的時段，因此盡量減少攝取醣質。如果身體不適的症狀是在下午出現，則可再增加少許醣質量。

晚餐到隔天早餐之間的斷食時間長，所以建議攝取大量脂質以利製造生酮，或是在睡前攝取少許椰子油。

想要打造健康的自律神經，就要像這樣規劃好一天的進食方式。

食用量的部分則不必斤斤計較，只要確認好含醣量即可。自律神經已經失衡的人可以分成五至六頓吃，等狀況變好後再改成三至四頓。等哪天少吃一頓也沒什麼感覺時，就代表自律神經已變穩定。

此外，偏瘦的人在自律神經失衡時，要注意別再讓體重減輕。偏胖的人則應固定每天的食用量，並依自己狀況做良好分配，直到自律神經症狀消失為止。維持如此飲食習慣一陣子後，就能獲得極佳的減肥效果。

速食，是頗具代表性的垃圾食物。漢堡裡雖然有肉，卻用屬於碳水化合物的麵包夾著，此外炸薯條與清涼飲料等也含有大量脂質與醣質。

而且人們吃速食有速度特別快的傾向，會使血糖值一口氣大幅上升。唯有仔細咀嚼才能促進消化酵素的分泌，讓身體得以吸收食物營養，非常重要。

此外，一餐只吃拉麵或烏龍麵，同樣不是好的選擇。當然，將拉麵與炒飯、烏龍麵與豆皮壽司搭在一起享用，則是更糟糕的組合。

善用居酒屋與便利商店

但是肉類可以盡情吃到飽沒關係，若沒有要減肥也不必忌諱炸豬排等油炸物。我也很常去炸豬排店用餐，但每次都只吃豬排沒有配飯。雖然要注意偏食的問題，不過我認為維持每天吃肉的習慣更重要。

日本最適合吃晚餐的地方其實是居酒屋，因為有豐富的肉類、魚類與蔬菜可以選擇，能夠輕易找到可以調整自律神經的餐點。到居酒屋時若只喝酒，當然沒意義，請善用居酒屋的特徵攝取均衡的營養吧。

很多人都說外食容易攝取過多鹽分，但是只要有注意高血壓等問題，就不必太過在意鹽分。

便利商店也有許多不會擾亂自律神經的食物，除了胡桃、杏仁，還有僅用魷魚與鹽巴製成的魷魚乾，適合當成零食享用。從攝取蛋白質的角度來看，擺放在收銀檯附近的串燒、法蘭克福香腸等也很適合。

若將很多食品買回家放冰箱，會忍不住想吃，但是便利商店售有單顆裝的水煮蛋或一人分的豆腐等，很適合想吃的時候再去買就好。

限醣飲食可以先從「半醣」做起

限醣的做法五花八門，有的人會嚴格控制，一天只攝取六〇公克以下的醣質，但是一碗白飯就五五公克了，這麼做非常辛苦。

日本厚生勞動省建議：「從醣質攝取的熱量比應維持在六〇%左右。」但是這其實摻雜了政府想鼓勵大家吃米的意圖，因為換算下來的醣質量為二七〇～二八〇公克，一天要吃五碗白飯。

想要確認自己是否有醣質成癮的問題，可先從午餐開始限醣，要是下午覺得很有精神就代表自律神經失衡，要是覺得不舒服就可能對醣質成癮。若狀況持平，就代表現在的醣質攝取量剛剛好。

每個人在日常中攝取的醣質量不同，很難針對限醣提出具體的建議數字，所以請各位先從減半開始做起。

美國糖尿病學會將一三〇公克以下視為限醣，大約是日本厚生勞動省的一半。

此外，日本醫師山田悟先生以限醣聞名，他建議一餐攝取二〇～四〇公克的醣質即可，因此一天的上限是一二〇公克，這並非是不可能的目標。再次強調，不管吃不吃醣質，我們的最終目標都是還原人體應有的代謝狀況，藉此打造出沒有不適症狀的身體。

限醣飲食後若發現自己的行為變穩定、不會突然肚子餓、想睡覺、懶洋洋、工作效率沒有變差等，就代表有效果了。

很多時候，自律神經失衡的症狀會在睡眠時顯現，例如：磨牙、身體緊繃、中途醒來、作惡夢等。藉由限醣飲食穩定自律神經，就能改善睡眠品質，早上醒來會覺得很清爽。

挑選健康食品時，品質比含量更重要

確實攝取蛋白質（肉類或魚肉）之餘也將醣質攝取量減半時，有些人會出現腹脹感或是排氣變臭，這是因為身體沒有正常分泌消化酵素，無法分解蛋白質。

這時請務必活用健康食品。

服用**消化酵素的健康食品**，能夠在維持蛋白質攝取量的同時促進消化。此外，蛋白質是由胺基酸組成，所以也可稍微減少肉的攝取量，再搭配胺基酸健康食品即可。

如前面介紹的，還得藉由健康食品攝取維生素B群，維生素B群難以單靠食物補足，女性則應再強化鐵的攝取。

但是服用鐵質健康食品後腸胃狀況若變差，有可能是腸內壞菌奪走鐵所致，必須特別留意。這時請調整劑量，維持在不會出現症狀的上限。

健康食品的品質很難判斷，有些日本人不敢買美國等海外製造的產品，但是有些其實比日本產品更安全。

前面有談到便宜的維生素D是從羊毛萃取出來的，便宜商品都像這樣背後藏著某些原因。舉例來說，最便宜的鈣質健康食品原料為「白雲石」，這其實是種含有鈣質的土。

比白雲石更高級的材料有貝殼、蛋殼與珊瑚等，這個程度的產品品質尚可。再高一階層的是魚骨，最高級的則是牛骨。雖然牛骨中的鈣質非常有利於身體吸收，但是近年很多人害怕狂犬病，所以我都推薦用魚骨製成的鈣質營養食品。

此外，成分的含量也不是愈多愈好，仔細觀察海外的購物網站，會發現有許多叫做「B100」的維生素B產品。

這是指每顆膠囊含有一〇〇公克的維生素B群，產品說明書指示一天要攝取四〇〇～八八〇公克，攝取量雖很高，但有沒有效因人而異。

我吃的維生素B群健康食品，是一個膠囊二五mg，只有一〇〇mg的四分之一，但是已經比普通含量更高，效果也更好。

為了充分提高維生素B群效果，必須添加核酸。維生素B群本身非常便宜，但是核酸的原料是鮭魚的魚鰾，因此便提高了整體價格，才會使得成分含量與價格不成比例。

此外還有混合了維生素B群、維生素C、維生素D等多種維生素的「綜合維生素」，以及混合鐵等的「綜合礦物質」，但是這些綜合型的個別含量都不夠。

雖然我建議各位同時攝取維生素與礦物質，但若是什麼都買，每天就必須吃下大量的膠囊，花費很高，因此可以先補充維生素B群與鐵即可。

此外，在用餐途中服用健康食品時，身體的吸收狀況最好。同時有在服藥的人，通常會想要飯後和藥物一起服用，但若情況許可，建議邊用餐邊服用。

散步與輕度運動提升肌肉量

抑制血糖值上升的運動方法，就是吃飽後馬上去散步。而且在情況許可下愈早出發愈好，最好放下筷子後就馬上去散步至少二〇分鐘，如此一來就可以減緩血糖值的上升、預防自律神經失衡，同時還能提升飽足感。

家庭主婦（主夫）可以在午餐後出去走走順便買晚餐的食材。自律神經失衡最容易在傍晚發生，這時若在很冷的商店與人群中購物，會對自律神經造成相當大的影響。

另外一大運動重點就是**增加肌肉量**。肌肉量若增加了，就會有比較完善的後援機制去應付血糖值降低，能夠打造出不怕自律神經變化的穩定血糖值。

但是請等蛋白質攝取量增加，且身體狀況穩定之後再開始增加肌肉量。我面對病患時，都會先觀察三～六個月的數據，確認蛋白質代謝改善後才建議運動。

這裡說的運動是散步與輕微拉筋。激烈運動反而不好，所以一開始請先以普通的速度散步，習慣之後再稍微加快速度即可。

等身體狀況改善後再調整散步路線，增加坡道或階梯等以增加肌肉量。去車站搭車時也可以捨棄手扶梯，藉由走樓梯稍微對身體施加點負荷即可。

睡前讓副交感神經優先運作

晚餐後應隔兩個小時再上床睡覺，這是為了預防脂肪量在睡眠時增加。但是想調整出健康自律神經時不一樣，假設晚餐之後還有兩個小時才睡覺，就寢前建議稍微吃點東西。在此我推薦椰子奶油。

很多睡眠品質不好的人，都是睡前還在玩電腦或看電視，讓身體無法切換到休息模式。能夠在睡前幫助副交感神經優先運作的放鬆方式，包括泡腳、芳香精油、拉筋等。

當然泡澡也很有效，光是悠閒地泡在溫熱的水裡，就能達到放鬆肌肉的效果，想要再增強效果時，則可以倒入含「硫酸鎂」較多的入浴劑，既能順便補充身體容易不足的鎂，也能徹底暖和身體，因而深受女性好評。

劇烈的刺激維持交感神經緊張感

現在很多人提倡從身體上調整自律神經的方法，也就是從調整姿勢、咬合方式等調節頸椎、脊椎與骨盆，或是接受牙科的治療。事實上這部分的調整也相當重要，因此我經常推薦病患拉筋。

此外，自律神經過度緊張的症狀遲遲不消時，只要對身體施以與當下感覺不同的刺激即可。例如上居酒屋時先用店家給的溫熱溼紙巾覆在臉上，就會覺得非常舒服，瞬間放鬆上班時持續緊繃的交感神經。

沖熱水澡、將冰涼毛巾貼在臉上、泡腳、嗅聞芳香精油的味道等同樣有效，另外聆聽專門放鬆用的音樂CD等也屬於一種刺激。

用指腹按摩身體也不錯。日本三一一大地震的受災區，有許多人因為緊張而難以入眠，即使精神科醫師前往當地開立安眠藥與精神安定劑，仍遲遲沒有改善，最後是靠指腹按摩法治癒了許多人。有時候對身體的刺激，會比藥物更有穩定身心的效果。

事實上坐或站時讓身體某部分晃來晃去，也是種單純且反覆的刺激行為，有助於緩和交感神經的緊繃。或者是平日不要一直待在室內，出門散步深呼吸、看看天空，同樣有很好的效果。

後記

我是從一九九八年開始研究正確分子療法。我原本是名麻醉醫師，開設有疼痛管理（Pain management，疼痛門診）的診所。

我為什麼會轉投正確分子療法呢？其實妻子生了第二胎後，就因為自律神經失調病倒了，初期症狀是眩暈、反胃等，後來又多出了焦慮。

我很清楚妻子個性，她出現精神症狀時我覺得很不對勁，總覺得不是單純服用抗焦慮藥物就能夠解決，因此便開始研究各式治療法，最後輾轉找到了正確分子療法。

實際上，正確分子療法的確帶來了很棒的效果，妻子的眩暈、心悸與焦慮等都獲得了明顯的改善。另一方面，當時造訪診所的病患都是疑難雜症。像我這種獨立開業的疼痛管理診所，吸引到的病患都是在教學醫院等治不好，懷著最後的希望到訪，這時都只能用抗憂鬱藥物、抗焦慮藥物與肌肉鬆弛劑等改善。

我將正確分子療法的知識運用在診療時，發現這些苦於慢性疼痛的病患，其實有很明顯的根本病因。

一般的血液檢查在設定上都著眼於器官是否出現異常，身上出現某種疼痛的人接受這類檢查時，多半找不出異狀，因此才會難以鎖定病因，有時更會將疼痛診斷為「精神方面的問題」。

但是從正確分子療法的角度去解析這些資料時，我發現病患嚴重缺乏維生素B群、鐵與鋅等營養素。我請他們改善營養攝取並補充健康食品後，這些說著「我痛得好難受」的病患，都出現了肉眼可見的改善。

吃著一堆改善血液循環的藥物、止痛藥、抗焦慮藥物等的病患，也能夠慢慢減少用藥，最後甚至完全康復，不必再吃藥。這都是正確分子療法的功勞。

現在全日本約有一千五百家設施採用正確分子療法，將其運用在形形色色的領域，但是離普及化還很遠，因此我由衷希望有更多醫師能夠正視正確分子療法的可能性。

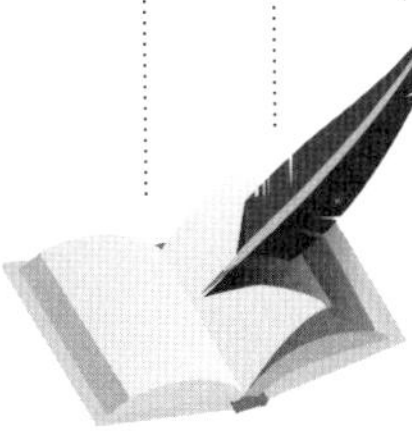

Note

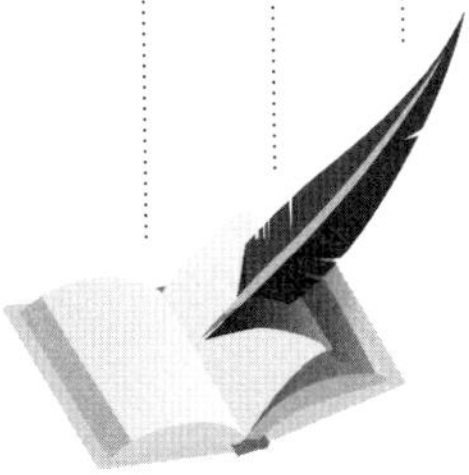

Note

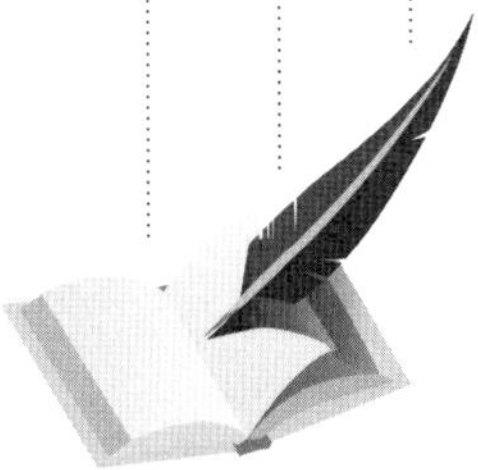

國家圖書館出版品預行編目（CIP）資料

日本醫師的減醣提案：治過敏，降血糖，改善憂鬱症 / 溝口徹作. -- 初版. -- 新北市：世茂, 2019.12
面； 公分. --（生活健康；B474）
ISBN 978-986-5408-04-6（平裝）

1.食療 2.健康法 3.自主神經

418.91 108015443

生活健康 B474

日本醫師的減醣提案：治過敏，降血糖，改善憂鬱症

作　　者／溝口徹
主　　編／楊鈺儀
翻　　譯／黃筱涵
編　　輯／陳怡君
封面設計／ Chun-Rou Wang
出 版 者／世茂出版有限公司
地　　址／（231）新北市新店區民生路 19 號 5 樓
電　　話／（02）2218-3277
傳　　真／（02）2218-3239（訂書專線）・（02）2218-7539
劃撥帳號／ 19911841
戶　　名／世茂出版有限公司
世茂網站／ www.coolbooks.com.tw
排版製版／辰皓國際出版製作有限公司
印　　刷／世和彩色印刷有限公司
初版一刷／ 2019 年 12 月

ＩＳＢＮ／ 978-986-5408-04-6
定　　價／ 300 元